Corona-Impfung - und jetzt?

Impfungen heilsam begleiten

Uwe Friedrich

Corona-Impfung - und jetzt?

Impfungen
heilsam begleiten

Klar Verlag Baltrum

Bibliografische Information der Deutschen Bibliothek
Die Deutsche Bibliothek verzeichnet diese Publikation in der Deutschen Nationalbibliografie; detaillierte bibliografische Daten sind im Internet über http://dnb.ddb.de abrufbar.

Der Inhalt dieses Buches wurde sorgfältig recherchiert. Ratschläge und Empfehlungen wurden nach bestem Wissen und Gewissen erarbeitet. Dennoch kann eine Garantie nicht übernommen werden. Eine Haftung des Autors, des Verlags oder seiner Beauftragten für Schäden ist ausgeschlossen.

www.klar-verlag.de
ISBN 978-3-938461-12-9

Gestaltung, Satz: Klar Verlag
Foto: Eva Friedrich
Druck: Steinmeier, Deiningen

1. Auflage

Umwelthinweis:
Gedruckt in Deutschland
mit Öko-Farbserie, zu 100% erneuerbaren Energien,
auf MunkenPrint white

Inhalt

Zweifle nicht an dem,
der dir sagt, er hat Angst –

aber hab' Angst vor dem,
der dir sagt, er kenne keinen Zweifel.

Erich Fried

Vorwort

Die Corona Pandemie lässt uns einfach nicht in Ruhe. Inzwischen geht es außer um die Erkrankung selber und um Long Covid, auch noch um die Corona-Impfung. Millionen von Menschen werden geimpft, mehrfach geimpft und ein Ende der Impfauffrischungen ist nicht abzusehen. Impfnebenwirkungen und Impfschäden können da nicht ausbleiben. Aber auch Probleme, die die Impfung vielen Menschen bereitet, die sich eigentlich nicht unbedingt impfen lassen wollen, können zu Krankheit und Leid führen.

In dieser Situation geht es in diesem Buch deswegen nicht darum, wann und ob eine Impfung sinnvoll ist oder welche Nebenwirkungen oder Impfschäden theoretisch zu erwarten sind. Es geht nur darum, wie Beschwerden und Leiden im Zusammenhang mit der Impfung vorbeugend behandelt und vermieden werden können, und wie doch einmal eingetretene Impffolgen gelindert und geheilt werden können. Besorgnisse und Beschwerden werden ernst genommen und Wege der Linderung und Heilung, mit unschädlichen, vorwiegend homöopathischen Mitteln, werden aufgezeigt. Viele Fallberichte und klare Anleitungen ermöglichen es, sich selber zu helfen.

Bei der Corona-Impfung haben wir nicht viele Alternativen, als sie selber heilsam zu begleiten. Tun wir es!

Baltrum, im Januar 2022 Uwe Friedrich

Standortbestimmung

Das Jahr 2022 hat gerade begonnen. Die kleine Insel, auf der ich lebe, ist im tiefsten Wintermodus. Fast alles hat geschlossen, es sind kaum Gäste da und der kilometerlange Strand ist mit dem anbrandenden Meer alleine. Wie jedes Jahr um diese Zeit, wie seit langem schon.

Anders als sonst, aber natürlich nicht neu, sind strenge Kontakteinschränkungen im Rahmen von Coronaverordnungen, die vorsorglich beschlossen worden sind. Das soziale Leben, das in so einem Mikrokosmos wie einer Nordseeinsel von überlebenswichtiger Bedeutung ist, wurde vorübergehend eingefroren. Aber Insulaner* haben schon schlimmere Situationen durchlebt, auch diese Phase wird vorübergehen.

Den meisten von uns geht es sehr gut. Die Hoffnung auf ein Frühjahr und vor allem einen Sommer mit mehr Freiheiten lässt auch diese Zeit ertragen.

Wenn man auf einer Insel in der Nordsee lebt und gerne segelt, dann braucht man früher oder später einen „Sportboot Führerschein See". Deswegen habe ich vor Jahren diesen Führerschein gemacht. Natürlich ging es dabei hauptsächlich um die vielen Regeln, die die Befahrung des Wattenmeeres und der angrenzenden See regeln. Dahinter steht jedoch die Grundaufgabe, wie finde und halte ich meinen Kurs, unter guten oder auch erschwerten Bedingungen wie z. B. unsichtiges Wetter oder Sturm. Moderne elektronische Geräte sind dabei eine große Hilfe, allerdings

** bitte ergänzen Sie da, wo es Ihnen angezeigt erscheint, in Gedanken m/w/d*

können sie auch ausfallen. Für diese Notsituation lernt man in der Ausbildung, wie man mit Seekarte, Zirkel und Geodreieck sicher ans Ziel kommt. Das Entscheidende ist jedoch zunächst nicht die Bestimmung des Kurses, sondern natürlich die Bestimmung des Standortes. Nur wenn ich weiß, wo genau ich mich befinde, kann ich den Kurs bestimmen oder die Kurse anderer Schiffe richtig einordnen, ohne dass es zur Kollision kommt.

An dieses Grundprinzip des Navigierens in ruhiger und stürmischer See habe ich mich erinnert gefühlt, als ich mich der Aufgabe zuwandte, meine Patienten in ihrer Situation vor, bei und nach der Corona-Impfung zu begleiten und gegebenenfalls zu behandeln.

Seit etwa Mitte des Jahres 2021 bitten mich zunehmend Patienten um Unterstützung, die im Zusammenhang mit der Corona-Impfung Probleme haben. Sei es, dass sie Angst vor der Impfung, vor möglichen Nebenwirkungen haben, sei es, dass sie an Nebenwirkungen der Impfung leiden. Um diesen Menschen ein verantwortungsvoller ärztlicher Begleiter sein zu können, muss ich selber meine private Meinung zur Corona-Impfung hintanstellen und versuchen, verlässliche Kenntnisse zur Impfung, ihren Wirkungen und Nebenwirkungen zu erlangen. Nur dann kann ich meiner Aufgabe als Arzt genügen, Patienten eine eigene Einstellung zur Corona-Impfung zu ermöglichen, die durchaus nicht mit meiner eigenen Einstellung übereinstimmen muss. Oder, um im Bild der Navigation auf See zu bleiben, ich muss zunächst mit den mir zur

Verfügung stehenden Mitteln meinen Standort im Themenkreis Corona-Impfung bestimmen, bevor ich berate und behandle.

Statt der Seekarte stehen mir dabei wissenschaftliche Studien zur Verfügung und statt mit Zirkel und Geodreieck gelingt mir die Beurteilung und die Einordnung der Studienergebnisse durch Kenntnis (ich habe mich jahrelang mit wissenschaftlichen Studien beschäftigt) und Vorurteilsfreiheit (die Grundvoraussetzung wissenschaftlichen Arbeitens). Jeder Arzt, der so vorgeht (auch ohne Sportboot Führerschein), kann leicht mit den unterschiedlichen Ansichten und Meinungen von Patienten umgehen. Er kann seine Patienten wirklich ernstnehmen und sieht keinen Sinn darin, Patienten zu einer bestimmten Ansicht zu bekehren. Er bietet da Hilfe an, wo Hilfe erbeten wird und wo ihm Hilfsmöglichkeiten zur Verfügung stehen.

Diese Hilfsmöglichkeiten sind jedem Arzt gegeben, der bereit ist, genau zuzuhören und den jeweilig vom Patienten gewählten Weg zu begleiten.

Ich musste jedoch bald erkennen, dass einige Patienten in schwierigste Lagen verstrickt waren, die eine aktive Linderung oder gar Heilung der Situation erforderten. Von diesen Menschen und ihrer Behandlung soll zunächst die Rede sein.

Ich werde im Wesentlichen von Patienten berichten, die ich selber behandelt habe. Natürlich weiß ich, dass die wenigsten meiner Leserinnen und Leser bei Homöopathen in Behandlung sind. Trotzdem sollten Alle, die zur Impfung gehen, auch die Chance haben, dies entspannt und zuversichtlich zu tun. Wie geht das? Selber behandeln ist die Antwort. Und dafür bietet sich die Homöopathie in vielen Fällen an. Zum Einen, weil die einmalige Gabe eines Heilmittels in der Potenz C 200 (wird später erklärt) ohne Nebenwirkungen geschehen kann. Zum Anderen, weil es im Umfeld von Impfungen im Wesentlichen um die Behandlung akuter Störungen geht. Deren Behandlung ist sehr einfach, wenn man das Grundprinzip verstanden hat. Dazu braucht man nicht das ganze Wissenschaftsgebäude der Homöopathie zu kennen und man muss sich überhaupt nicht tiefgründig mit der Homöopathie befassen. Nach der Anleitung in diesem Buch behandeln wir einfach und können so die Corona-Impfung heilsam begleiten.

Dazu eine kurze Einführung in die Homöopathie.

Das Grundprinzip

Wie gesagt müssen wir nur das Grundprinzip verstanden haben, um sinnvoll, nebenwirkungsfrei und effektiv akute Störungen im Zusammenhang mit der Corona-Impfung zu behandeln. Bei diesem Grundprinzip geht es darum, ein Mittel zu finden, von dem wir wissen, dass es die Symptome der Krankheit heilen kann. Meist müssen wir dazu genau erforschen, welche Symptome vorliegen.

Wenn wir uns z. B. beim Sport den Knöchel verstaucht haben, weil wir mit einem Gegenspieler zusammengestoßen sind und dabei im Sprunggelenk umgeknickt sind (ist mir leider vor vielen Jahren selber passiert), sollten wir erst einmal ausschließen, dass es sich um eine operativ zu versorgende Verletzung handelt. Wenn das geschehen ist, schauen wir uns die Symptome an. Der Homöopath würde z. B. Folgendes feststellen: Zustand nach Verletzung; Zustand nach Umknicken; Bluterguss; Schwellung; Schmerzen; Kühlung und Ruhigstellung bessern die Beschwerden. Das homöopathische Heilmittel dafür ist ***Arnica montana*** (Bergwohlverleih). Arnika ist eine Pflanze, die in den Bergen wächst. Die Gabe in der C 200 führt zu einer schnellen Abschwellung, zur Abnahme der Schmerzen und zu baldiger Heilung. ***Arnica*** heilt, weil es (wie man in der Homöopathie sagt) „die Symptome des Patienten hat". Das heißt, dass ***Arnica***, wenn man es als Gesunder z. B. in verdünnter Form einnimmt, Symptome wie Schmerzen oder Schwellung hervorruft (man nennt das eine „Arzneimittelprüfung"). Das Mittel „hat" also diese von ihm bewirkten Symptome. Ein Patient, der nun durch eine Verletzung Symptome aufweist, die den Symptomen ähneln, die ***Arnica*** „hat", wird auch durch ***Arnica*** geheilt werden.

Wenn wir also ein Heilmittel für unsere Beschwerden und Symptome suchen (unsere Krankheit), dann suchen wir immer ein Mittel, das unsere Symptome in einer Arzneimittelprüfung schon einmal erzeugt hat und damit auch heilen kann. Warum das so ist, soll uns hier nicht weiter interessieren. Hauptsache es funktioniert!

Wenn wir z. B. als Sportärzte schon sehr viele Verstauchungen gesehen haben und immer wieder die Symptome von ***Arnica montana*** erkennen konnten, dann werden wir nach einiger Zeit gar nicht mehr die einzelnen Symptome aufschreiben und dann das Mittel „*Arnica*“ bestimmen, sondern wir geben bei einer Verletzung durch Umknicken gleich *Arnica*. Das heißt, hier reicht dann die Diagnose „Umknicken“, um das richtige Heilmittel zu geben. Ich glaube, die meisten von Ihnen kennen bereits die wunderbare Wirkung von *Arnica montana* z. B. in der Potenz C 200 (oder C 30, oder D 30, oder D 200 usw.).

Wenn man aber viele „Umknickungen“ gesehen hat und z. B. immer gleich *Arnica* C 200 gegeben hat, hat man auch beobachtet, dass es Fälle gibt, bei denen *Arnica* nicht so gut wirkte. Woran konnte das gelegen haben? Die homöopathische Antwort ist leicht: *Arnica* hat nur teilweise gewirkt, weil es nur teilweise zur Verletzung gepasst hat. So kann es z. B. sein, dass bei dem oben genannten Zusammenstoß *Arnica* zwar für meinen verstauchten Knöchel gewirkt hat, beim Gegenspieler aber nicht. Wenn wir diesen genau nach seinen Beschwerden fragen, hören wir im Prinzip dasselbe wie bei mir (Zustand nach Verletzung; Zustand nach Umknicken; Bluterguss; Schwellung; Schmerzen). Im Gegensatz zu meinen Beschwerden tut ihm jedoch Kühlung überhaupt nicht gut und auch die Ruhigstellung in der Schiene verschlechtert eher die Schmerzen, als dass sie gebessert würden. Für eine optimale Behandlung braucht es also ein anderes Mittel. Dieses wäre in unserem Fall *Rhus toxicodendron* (Giftsumach). In der C 200 gegeben würde es dem Gegenspieler genauso gut helfen, wie mir *Arnica* geholfen hat.

Wir sehen also, dass man sich nicht darauf verlassen kann, dass eine Diagnose allein zum bestmöglichen Mittel führt, weswegen es immer gut ist, genauer nachzufragen. Übrigens würde der Sportarzt (oder in Zukunft Sie) bei einer Umknickverletzung nicht alle Symptome abfragen, sondern nur noch, ob Kälte bessert und wie es mit der Ruhigstellung ist. Dann wissen wir nämlich, ob ***Arnica montana*** oder ***Rhus toxicodendron*** infrage kommt und können optimal behandeln.

So können wir es auch bei der heilsamen Begleitung der Corona-Impfung halten: Wir konzentrieren uns darauf, was jetzt an neuen oder veränderten Symptomen festzustellen ist. Alles andere lassen wir weg. Und bestimmen so unser Heilmittel.

In welcher Zubereitung wir das Mittel dann letztlich geben oder nehmen, ist nicht so entscheidend. Ein richtig gewähltes Mittel wirkt immer. So können wir Arnika als Pflanzenbrei auflegen oder in irgendeiner homöopathischen Verdünnung einnehmen. Wir werden immer eine Wirkung sehen. Erfahrungen von ungezählten Homöopathen bei Millionen von Patienten haben jedoch gezeigt, dass eine höhere Potenz, also z. B. eine C 200, meist besser wirkt, als eine niedrigere und auch nicht oft wiederholt werden muss, um bestens zu wirken. Auch ist eine C 200 in seltener (meist einmaliger) Gabe völlig nebenwirkungsfrei. Bei niedrigen Potenzen, in denen ja auch noch stoffliche Bestandteile vorhanden sind, können bei häufiger Wiederholung Nebenwirkungen nicht ausgeschlossen werden.

POTENZEN
D-Potenz: Verdünnung 1:10 C-Potenz: Verdünnung 1:100 Für die in diesem Buch empfohlenen Anwendungen ist die C 200 optimal. Von Potenzen unterhalb C 30 oder D 30 rate ich in diesem Zusammenhang ab. D 30, C 30 und D 200 gehen auch, müssen aber evtl. wiederholt werden.

Übrigens auch nicht unwichtig:
Wenn das Mittel falsch gewählt war, macht das bei einer C 200 Potenz nichts. Weder gibt es eine Wirkung, noch eine Nebenwirkung. Das ist sehr praktisch! Wir können und sollen also ohne Bedenken das mit unseren Möglichkeiten best-gewählte Mittel geben. Schlimmstenfalls müssen wir bei Nichtwirkung nach einem besser passenden Mittel schauen. Wir können nichts falsch machen. Und wir können unser Mittel allen geben: Schwangeren, Säuglingen, Kindern jeden Alters, Erwachsenen jeden Alters und allen Patienten unabhängig von ihren Vorerkrankungen. Wir können helfen, aber nie schaden! Besser geht's nicht!

1. Teil

Vor der Corona-Impfung

Was wir tun können, um möglichst entspannt und fit zur Impfung zu gehen

Zwickmühle

Im Laufe meines langen Arztlebens habe ich Tausende von Patienten behandelt und notgedrungen die meisten vergessen. Manche bleiben jedoch im Gedächtnis, auch wenn sie nur kurz in meiner Behandlung waren.

So ein 12-jähriges Mädchen, das vor ca. 30 Jahren notfallmäßig in die Praxis gebracht wurde. Bei dem Mädchen war es durch eine Unachtsamkeit mit kochendem Wasser zu einer schweren Verbrühung des rechten Oberschenkels und Teilen des Beckenbereiches gekommen mit teilweise handtellergroßen, wassergefüllten Blasen. Das verbrühte Gebiet war geschwollen.

Als erste Hilfe diente die Kaltwasserdusche. Die Kühlung wirkte immer nur wenige Minuten, bis erneut starke Schmerzen einsetzten und wieder geduscht werden musste.

Das Mädchen erhielt neben einem leichten Schutzverband von mir das homöopathische Mittel *Apis mellifica* (Honigbiene) in einer höheren Potenz. Noch in der Praxis beim Warten auf das Taxi ließen die Schmerzen nach.

Am nächsten Morgen konnte man es kaum glauben, es war praktisch nichts mehr zu sehen. Diese „Wunderheilung" hat uns alle sehr beeindruckt, aber es hat sich natürlich nicht um ein Wunder gehandelt. Es war der – allerdings optimale – Heilverlauf mit einem homöopathischen Mittel, das ganz genau zu der Krankheit passte.

Die jetzt 42-jährige Frau, die mich im Frühsommer dieses Jahres verzweifelt anrief, war das Mädchen von damals. Sie habe sich wegen der damaligen „Wunderheilung", die inzwischen zur Familiengeschichte gehöre, an mich erinnert. Jetzt sei sie in einer Situation, aus der sie keinen Ausweg wisse, auf eine Art neues „Wunder“ hoffe.

Ihre Mutter läge im Pflegeheim und in diesem Heim sei der Zugang nur für Geimpfte und Genesene gestattet. Sie sei aber nicht geimpft, sei auch immer noch unschlüssig, vermute starke Nebenwirkungen der Impfung und habe schon schlimme Sachen gehört. Andererseits könne sie ihre Mutter nicht dauerhaft unbesucht lassen. Das mache sie ganz krank und traurig. Mal denke sie: Morgen lasse ich mich impfen, aber wenn es soweit ist, zöge sie wieder zurück. Sie sei in tiefer Not und könne schon seit längerem nicht mehr schlafen. Am liebsten hätte sie ein „Wundermittel“ von mir, damit sie sich nicht für die Impfung entscheiden müsse und trotzdem ihre Mutter besuchen könne.

Leider musste ich passen. Diesen Wunsch konnte ich ihr nicht erfüllen. Als Linderung für ihre Trauer, ihre Unentschiedenheit, ihre Not schickte ich ihr (nachdem auch einige andere Hinweise dafür sprachen) ***Pulsatilla*** C 200 als Einmalgabe.

Dann hörte ich nichts mehr von ihr und ich vermutete, dass sie sehr enttäuscht war, dass ich ihr nicht helfen konnte.

Zwei Wochen vor Weihnachten schrieb sie mir:
„Hallo Herr Dr. Friedrich, ich brauche wieder ihre Hilfe. Ich hatte vor 5 Tagen eine Booster-Impfung und habe seitdem einen furchtbar schweren Arm. Ich kann nicht

mehr arbeiten (Zahnarztpraxis) und kaum schlafen. Nur mit Kühlpackung gibt es Linderung."

Es war für mich leicht zu erkennen, dass wiederum ***Pulsatilla*** das passende Mittel sein würde. Sie nahm es noch am gleichen Tag.

Nachricht am folgenden Tag: „Hallo, es ist wieder ein kleines Wunder geschehen. Nach wenigen Minuten waren die Schmerzen verschwunden und sind auch über Nacht nicht wieder aufgetreten."

Zu Weihnachten dann schrieb sie mir, bedankte sich für meine Hilfe, auch die im Frühsommer. Der Arm sei gut geblieben. Keinerlei Beschwerden von der Boosterimpfung. Auch die Impfung im Sommer, die sie bald nach Einnahme der von mir geschickten Kügelchen hat durchführen lassen, sei unproblematisch gewesen.

Selbstverständlich ist auch diesmal kein Wunder geschehen, auch kein kleines. ***Pulsatilla*** hat den Arm geheilt, weil es bei Verletzungen von Weichteilen, bei Schweregefühlen im Arm und bei Besserung der Beschwerden durch Kälte das passende Mittel ist und damit heilt. Auch die Situation im Sommer zeigte Symptome von ***Pulsatilla***, in denen die Patientin sich verfangen hatte: Unentschlossenheit, Argwohn, Stimmungswechsel, Schlaflosigkeit. Wegen der Ähnlichkeit der Symptome der Patientin mit denen von ***Pulsatilla***, musste eine Linderung eintreten. Die dann entstehende Ruhe und größere Klarheit machten der Patientin die Entscheidung für die Impfung (und für ihre Mutter) leicht.

Wut tut nicht gut

Herrn K. kannte ich aus dem Fernsehen. Bei einer der „Querdenker"-Demonstrationen in Stuttgart wurde er in einem Beitrag interviewt. Ich war erschüttert. Soviel unterdrückte Wut, soviel Enttäuschung und soviel Hilflosigkeit waren in diesem Mann, dass der Reporter gar nicht zu seinen Fragen kam. In der Wutrede des Mannes ging es um die drohende Impfpflicht und das gebrochene Versprechen der Politiker, nie eine solche einführen zu wollen.

Eine Woche später bei einem Seminar in Süddeutschland sprach mich eine Kollegin an. Ob ich Interview gesehen hätte? Dieser Mann sei ihr Patient. Es ginge ihm sehr schlecht. Er käme mit seinem Leben nicht mehr zurecht. Eine psychiatrische Behandlung sei zu überlegen. Sollen wir homöopathisch helfen? Sie schlug vor, Herrn K. ***Staphisagria*** C 200 zu geben, um ihn etwas zu beruhigen und zu unterstützen.

Und das stellte sich als genau richtig heraus. ***Staphisagria*** (Stephanskraut, giftiger Rittersporn) hilft bei allen Zuständen, bei denen Enttäuschung, unterdrückte Wut und Entrüstung die Gesundheit ruinieren.

Herr K. führte einige Zeit nach Einnahme von ***Staphisagria*** wieder ein relativ entspanntes Privat- und Berufsleben. Mehrere Male musste ***Staphisagria***, auch in höherer Potenzierung, noch wiederholt werden. Der Patient ist auch nach ***Staphisagria*** weiterhin ein dezidierter Gegner einer Impfpflicht und macht von seinem Recht, das auch zu äußern, ausgiebig Gebrauch. Aber die Situation macht ihn nicht mehr krank und wenn doch wieder Anzeichen von zu starken Emotionen auftauchen, nimmt er ein paar Kügelchen ***Staphisagria.***

Die kraftvolle Wirkung von ***Staphisagria*** ist legendär! Wenn wir die psychische Situation vieler Menschen unter den Pandemiebedingungen betrachten, kommt schnell die Vermutung auf, ***Staphisagria*** könnte ein Heilmittel für Viele sein. Es ist so viel Wut da, so viel unterdrückte Wut, so viel Enttäuschung, dass man es schier mit Händen greifen kann. Die Spaltung der Gesellschaft könnte möglicherweise auch mit dieser Wut zusammenhängen.

So könnte man tatsächlich allen Menschen empfehlen, egal auf welcher Seite sie zu stehen scheinen, **einmalig** ***Staphisagria*** C 200 einzunehmen. Spätestens wenn man merkt, dass die Wut und der Ärger überhand nehmen, auf wen auch immer und wie berechtigt oder unberechtigt auch immer, sollte dies geschehen.

Wer sich schon etwas mit Homöopathie auskennt, hat natürlich zurecht vermutet, dass ***Staphisagria*** in jeder Situation von Wut, unterdrückter Wut und Enttäuschung hilfreich sein kann. Völlig unabhängig vom Thema dieses Büchleins. Im Büro, zu Hause, auf der Behörde, in der Beziehung, beim Autofahren und wenn Sie sich in den Finger geschnitten haben, während Sie an eine dieser „Ärgersituationen“ gedacht haben.

Wie schon ausgeführt, soll die Behandlung vor der Impfung oder vor dem Booster einen gesundheitlichen Zustand herstellen oder zumindest unterstützen, in dem eine Impfung gut vertragen wird und das Immunsystem angemessenen auf die Impfung reagieren kann, also nicht überreagiert. Deswegen können homöopathische Mittel, die uns kräftigen und ausgleichen, von großem Nutzen sein.

Wenn wir deutliche Symptome haben, die wie z. B. bei Herrn K. für ***Staphisagria*** sprechen, sollten wir es auch geben. Die **einmalige** Gabe einer C 200 hat keinerlei Nebenwirkungen. Manchmal aber auch keine Wirkung. Das passiert dann, wenn wir die Symptome des Patienten falsch verstanden haben.

Ein Beispiel dafür ist eine gute Bekannte, eine Kinderärztin, die sich auch öffentlich sehr dafür engagiert, dass Kinder und Jugendliche nicht gegen Corona geimpft werden. Der soziale Druck, der nach ihrer Meinung in Schule und Öffentlichkeit erzeugt würde, ist aus ihrer Sicht ein Angriff auf die Gesundheit der Kinder.

Über eine Mail ihres Mannes (auch Kinderarzt) erfahre ich von der angespannten Situation in der Praxis und im Privatleben unserer Bekannten. „ ... Marion ist in den letzten Monaten fast nicht wiederzuerkennen. Sie ist voller Wut gegen Politiker und Lehrer, die nach ihrer Ansicht die Kinder und ihre Eltern zum Impfen zwingen. Sie geht auf jede Demo in der Nähe. Sie spricht nur noch davon, sie isst kaum noch etwas und nimmt ständig an Gewicht ab. Auch zwischen uns ist ständig Streit und Gereiztheit. Marion selber sieht die Schwierigkeiten auch, aber sie könne einfach nicht anders. Sie sei entsetzt und wütend, da könne sie zu Hause nicht entspannt sein. Kann ich ihr ein homöopathisches Mittel geben, um sie etwas zu beruhigen?"

Natürlich habe ich gleich ***Staphisagria*** empfohlen, weil ich die Wut und die Entrüstung im Vordergrund gesehen habe und schnell antworten wollte. Hätte ich mir etwas Zeit genommen, wäre mir aufgefallen, dass der Appetitverlust gar nicht zu ***Staphisagria*** passt.

Es kam, wie es kommen musste: ***Staphisagria*** hat überhaupt nichts gebessert, es hat gar nichts bewirkt.

Das erfuhr ich aus einer Mail von Marion, die zur Boosterimpfung gehen wollte und nun besorgt war, ob ihr schlechter Allgemeinzustand vielleicht für eine Impfung nicht günstig ist und sie noch einige Zeit abwarten sollte.

Nachdem ich bereits eine falsche Empfehlung gegeben hatte, wollte ich es jetzt besser machen und nahm mir die Zeit für ein Telefonat. Dabei wurde mir klar, dass Marions Wut sich ausschließlich darauf bezog, dass Kinder, also nicht sie selber, ungerecht behandelt würden, dass man ihnen schaden könnte. Sie erlebte ihre Hilflosigkeit und ihr Anrennen gegen unsichtbare Mauern als kränkend. Ihre Reaktion darauf waren Widerstand und Protest. Auch wenn das ihr und ihrem Ruf bei manchen Menschen ihrer Umgebung nicht gut tat. Aber sie konnte nicht anders, sie musste die ungerecht behandelten Kinder verteidigen.

Jetzt war mir klar, warum ***Staphisagria*** falsch war und nicht helfen konnte. ***Staphisagria*** hat unterdrückte Wut, selten dann auch explosionsartige Entladungen, aber meist stummes Leiden an Kränkungen und Verletzungen. Es geht dabei eher um die eigene Verletzung und Missachtung, nicht um das Unrecht an anderen.

Marion brauchte nicht ***Staphisagria***, sondern ***Causticum*** (Ätzstoff). Es ist das Mittel, das zu Beschwerden (z. B. Appetitlosigkeit) bei Menschen führt, die sich aufbrauchen in ihrem Kampf um Gerechtigkeit. Dieser Kampf wirkt dann oft auch wütend und kann plötzlich sehr heftig werden (und eine Verwechselung mit ***Staphisagria*** liegt nahe), aber es geht eben weniger um die eigene Befindlichkeit oder Unterdrückung, als vielmehr um das grundsätzliche Unrecht, das Allen oder auch Einzelnen zugefügt wird.

Es spielt dabei, wie immer in der Homöopathie, keine Rolle, ob es sich um ein objektives Unrecht oder nur um ein eingebildetes handelt: entscheidend ist die Empfindung des Patienten. So half Marion die Einnahme von ***Causticum*** C 200, sich weniger maßlos und über ihre Kräfte gehend für „ihre" Kinder einzusetzen. Sie konnte wieder normal essen, fand auch im häuslichen Umfeld Stunden der Ruhe und schlief wieder besser.

Ihre Boosterimpfung habe sie zunächst hintangestellt, solange weltweit noch soviel Impfstoff fehle.

Auch dies ist ein Gedankengang, wie er bei Menschen vorkommt, für die ***Causticum*** im Krankheitsfall das richtige Mittel ist.

Zu viel Angst

Sehr viele Menschen nehmen mit mir Kontakt auf, weil sie sich immer noch unsicher sind, ob sie sich impfen lassen sollen. Nicht wenige von ihnen haben sogar die stille Hoffnung, dass es vielleicht eine „homöopathische Impfung" gegen Corona geben könnte, die sie aus ihrem Dilemma befreien könnte. Insgesamt kommt es mir vor, als ob bei den Anfragenden durch den zunehmenden Druck auf die Ungeimpften im November und Dezember 2021 eher mehr Widerstand und Angst erzeugt wird und selbst Menschen, die Impfungen sonst als grundsätzlich segensreich beurteilten, jetzt misstrauischer werden.

Als homöopathischer Arzt muss ich allen in diesem Sinne Anfragenden sagen, dass es keine homöopathische Impfung gegen Corona gibt. Es gibt allerdings Möglichkeiten, unser Immunsystem vorbeugend so zu stimulieren und zu stärken, dass schwere Verläufe von viralen Infektionen der Luftwege unwahrscheinlich werden. In meinem Buch „Angst vor Corona?" führe ich das näher aus. Das Haupt-Vorbeugemittel ist in diesem Zusammenhang ***Influenzinum***. Aber das ist eben keine Impfung, sondern eine unspezifische, d.h. gegen Erkältungsviren gerichtete Vorbeugung.

Da Homöopathen auch bezüglich der Impfungen eine ärztlich beobachtende Haltung haben, die nicht wertet, sondern immer die Schwierigkeiten des Patienten im Blick behält, sehen wir unsere Aufgabe darin, unabhängig von der möglichen Ursache das Leid unserer Patienten zu mindern. Und das größte und häufigste Leid der bei mir wegen der Impfung anfragenden Patienten ist die Angst.

Es gehört zu den Grundlagen homöopathischen Behandelns, dass niemals solche Ängste „geheilt" werden können, die eigentlich angemessen und berechtigt sind. Homöopathische Mittel können nur da helfen, wo Ängste sich verselbständigen, an Eigendynamik gewinnen und beim Patienten gesundheitlichen Schaden anrichten oder ihn zumindest über die Maßen beeinträchtigen.

Bei Kindern ist das häufig sehr klar zu sehen. So wurde einmal die 8-jährige Yvonne in die Praxis gebracht, weil sie seit einer Woche nicht mehr in die Schule gegangen sei. Nur wenn sie zur Schule gefahren wurde, war sie zum Schulbesuch bereit. Ansonsten würde sie herzzerreißend weinen oder auch hysterisch schreien, wenn man sie zum selbstständigen Schulbesuch zwingen wollte. Abgesehen von diesem (großen) Problem war Yvonne ein „liebes Kind". Sie war freundlich, hilfsbereit, etwas schüchtern und eigentlich immer gut gelaunt.

Auf den Bildern, die sie in der Sprechstunde malte, war immer ein großer schwarzer Hund zu sehen. Und genau der war das Problem. Auf dem Schulweg musste sie an einem Haus vorbei, in dem ein gar nicht so großer schwarzer Hund lebte. Sie hatte zwar Angst vor Hunden, das war in der Familie bekannt, aber da dieser Hund nie frei auf der Straße war und es auch noch einen kleinen Umweg zur Schule gab, bei dem sie nicht an einem Hund vorbeikam, den sie aber trotzdem nicht gehen wollte (der

Hund könnte ja kommen ...), war die Angst dann doch außergewöhnlich.

Bei Kindern ist eine Angst oder Reserviertheit vor Hunden nichts besonderes. Da gibt es auch nichts zu heilen. Erst wenn diese Angst das Leben des Kindes zeitweise (z. B. auf dem Schulweg) völlig bestimmt und obwohl es sicher ist, dass von diesem „Hund im Haus" keine Gefahr ausgeht und trotzdem die Angst das Kind überwältigt, dann muss und kann man das Kind behandeln.

Bei Yvonne war das recht einfach. Eines der wichtigsten Mittel bei überschießender Angst vor Hunden ist ***Pulsatilla***, das bei diesem lieben und etwas schüchternen Kind sofort wirkte: Die Angst vor Hunden blieb natürlich, aber nach einem Probegang am Haus mit dem Hund vorbei ging Yvonne selbstständig wieder zur Schule. Sicherheitshalber legte sie aber in der ersten Zeit vor dem Haus des Hundes noch einen Zwischenspurt ein.

Und so ist es auch mit der Angst vor der Impfung. Es gibt einfach Menschen, die nicht draufgängerisch sind. Die sich viele Gedanken machen und die z. B. merkliche Nebenwirkungsraten einer Impfung ernst nehmen und deren Bedeutung richtig einordnen wollen. Diese „Angst vor der Impfung" kann man nicht behandeln. In informativen Gesprächen mit ihrem Arzt können diese Menschen zu einer für sie selber tragfähigen Entscheidung kommen.

Ganz anders bei den Menschen, die sich im Falle einer Impfung mit Sicherheit plötzlich schwerbehindert sehen, die einen Tod durch die Impfung für sehr wahrscheinlich halten oder die vielleicht der Ansicht sind, dass jede Impfung „des Teufels“ ist und womöglich der Versuch ist, ihre Persönlichkeit zu zerstören.

In diesen Fällen hat die Angst eine Dynamik bekommen, die den Patienten krank machen kann. Und hier ist wieder Hilfe möglich.

Das Hauptmittel zur Heilung dieser Art von Ängsten ist ***Phosphorus*** (Phosphor). ***Phosphorus*** kann Ängste heilen, die für den außenstehenden Betrachter eindeutig „bloß“ eingebildet sind, für den Patienten aber real und ernsthaft bedrohend.

Das Erkennen dieser Art von Angst kann sehr schwierig sein. Manche Ängste erscheinen „eingebildet“ und übertrieben, beruhen aber nur auf falschen Informationen.

So machte sich eine 68-jährige Frau furchtbare Sorgen, dass sie, nachdem sie die zweite Impfung bekommen hatte, eine Herzmuskelentzündung bekommen könnte bzw. bereits habe. Den ganzen Tag belauerte sie ihr Herz und meinte immer wieder Herzstolpern wahrzunehmen. Zum Kardiologen zu gehen, wie es ihr Mann vorgeschlagen hatte, kam für sie nicht infrage, da man da ja doch nichts machen könne und schonen würde sie sich nun schon seit drei Wochen. Das erfuhr ich von der Tochter der Patientin, die gerade bei uns in Behandlung war. Ob ich vielleicht ein beruhigendes Mittel wüsste? Sofort fiel mir natürlich ***Phosphorus*** ein, das hilft, wenn wir befürchtete Krankheiten für fast schon real halten und sehr unter der Angst vor dieser Krankheit und ihren möglichen Folgen leiden. Wobei diese „möglichen Folgen“ für die Betroffenen „sichere Folgen“ sind. Deswegen ja diese schlimme Angst.

Ein anderes Mittel könnte ***Ignatia amara*** (Ignatiusbohne) sein, das immer dann hilft, wenn die Ängste von den Patienten scheinbar so übertrieben beschrieben und in ihrer ganzen Kommunikation auch so dargestellt werden, dass die Familie gerne sagt: „Sei doch nicht so hysterisch!" – was die ganze Situation meist noch weiter verschärft. Denn die Patientin spielt ja nicht absichtlich Theater, sondern es wirkt nur so. Sie als hysterisch zu bezeichnen, würde sie sehr kränken.

Ich schlug vor, dass die Mutter meiner Patientin mich gelegentlich anrufen könnte.

Am übernächsten Tag gab es aber bereits Entwarnung. Die Mutter hatte sich wohl in einer Fernsehdiskussion verhört. Es war dort über das erhebliche Myokarditisrisiko nach Impfung bei jungen Männern diskutiert worden, diese Alterseinschränkung auf junge Männer hatte sie aber nicht mitbekommen. Die Aufklärung durch ihre Tochter führte zu schneller Heilung der Vorboten der „Myokarditis".

Wenn diese Angst trotz Aufklärung geblieben wäre, wenn sie weiterhin ihr seltenes Herzklopfen für eine beginnende Myokarditis gehalten hätte, dann wäre ***Phosphorus*** wahrscheinlich hilfreich gewesen.

Kränkungen

Vor zwei Wochen bekam ich einen Anruf, auf den ich gerne verzichtet hätte.

Üblicherweise gehe ich während meiner Arbeitszeit nämlich nur in Ausnahmefällen ans Telefon. Stattdessen bitte ich um Anmeldung per Mail. Aus dieser Mail kann ich dann die Dringlichkeit und den Umfang einer Rückmeldung ermessen. Und ich kann mir Zeit nehmen und bin nicht durch die Anwesenheit von Patienten oder durch eine laufende Arbeit abgelenkt und eingeschränkt.

Aber manchmal nehme ich eben doch das Telefon ab, weil ich gerade Zeit habe und weil ich das Gefühl habe, ich sollte abnehmen. Erstaunlicherweise hat noch keiner meiner Bekannten gelächelt, wenn ich von dem „Das-ist-ein-wichtiges-Telefonat-Gefühl" erzählt habe. Irgendwie scheint das jeder zu kennen, dass man ahnt, was das im Moment Richtige ist, das man tun sollte. Manche nennen es Bauchgefühl, andere Intuition.

Bei dem Anruf vor zwei Wochen, den ich aus einem Gefühl heraus angenommen hatte, war mir schon nach wenigen Sätzen klar: Manchmal trügt das Bauchgefühl. Am Telefon war der Ehemann einer Patientin, die sich wegen einer „Impfberatung" bei mir vorgestellt hatte. Die Patientin war völlig verunsichert gewesen, hatte Ängste und konnte sich nicht zu einer Impfung entschließen, obwohl sie durch die (geimpfte) Familie und natürlich durch die Maßnahmen unter erheblichem Druck stand. Ich denke, sie kam zu mir, um sich ihren Weg bestätigen zu lassen und ihr Mann hatte sie in der Hoffnung zum Hafen gebracht, dass ich sie endlich zur Impfung überreden könnte.

Letzteres war nicht geschehen und das war schlecht, wie mir ihr Mann in zunehmend größerer Lautstärke und mit

Nachdruck klarzumachen versuchte. Da ich natürlich nicht über meine Patienten spreche, auch nicht mit Angehörigen, war ich in einer schwachen Position. Ich konnte dem Anrufer nicht erzählen, dass seine Frau wegen der ganzen Situation zu Hause und in ihrem Umfeld in eine Depression gerutscht war, die sie erheblich am Sinn ihres Weiterlebens zweifeln ließ. So einsam, so unverstanden und so unterdrückt hatte sie sich noch nie im Leben gefühlt. Ich war für die Patientin der erste Mensch seit langem, der bereit war, ihre Geschichte und ihre Nöte anzuhören und keine Ratschläge zu geben, weder gegen, noch für die Impfung. Nachdem sie Vertrauen gefasst hatte, konnte sie unter Tränenströmen ihre Verzweiflung schildern und anfangen, ihr Leid so einzuordnen, dass sie einen ersten Lichtschimmer am Ende ihres dunklen Tunnels sah.

Und natürlich kam sie nicht zu Hause mit einer Entscheidung an, wie sie sich bezüglich der Impfung weiter verhalten wollte. Sie musste erst einmal anfangen, sich für ein Weiterleben in dieser für sie existentiell bedrohlichen Situation zu entscheiden. Mit ihrem Mann, und das bekam ich gerade am Telefon zu spüren, konnte sie jedenfalls nicht darüber reden.

Mir blieb also nicht anderes übrig, als diesen nur schwach kontrollierten Wutausbruch des Anrufers über mich ergehen zu lassen. Da ich zuhörte, merkte ich schnell, dass hinter der Wut auf mich („ärztlicher Versager") auch eine Angst und ein tiefes Mitgefühl für seine Frau standen, bei der er eine tödliche Coronainfektion fürchtete, wenn sie sich nicht endlich impfen ließe.

Irgendwann verdampfte dann auch der Wutausbruch und das sich anschließende Gespräch über Schweigepflicht, Respekt für alle Ansichten und das Thema Geduld war für beide Seiten erträglich.

Trotzdem war ich froh, als das Telefonat zu Ende war.

Was ich dem Anrufer wegen der ärztlichen Schweigepflicht nicht mitteilen konnte, war der Grund für meine Zuversicht, dass es seiner Frau bald besser gehen würde, denn sie hatte von mir das homöopathische Mittel ***Natrium muriaticum*** (Kochsalz) bekommen. Dieses Mittel hilft, wenn wir in Kummer und Verzweiflung feststecken, wenn wir nur noch weinen können oder ganz im Gegenteil die Tränen vollständig versiegt sind. Wenn wir keinen Trost annehmen können und wenn wir unversöhnlich an den uns zugemuteten Kränkungen haften bleiben.

Häufig bestehen diese Kränkungen schon längere Zeit und haben sich auf andere, noch ältere Kränkungen aufgepfropft. Bei meiner Patientin waren das unter anderem die häufigen Wutanfälle ihres Mannes, den sie ansonsten als mitfühlend und lebensfroh beschrieb. Allerdings sei er auch ein „Korinthenkacker". Als sie das sagte, lächelte sie zum ersten Mal in unserem Gespräch.

Ich war gespannt, wie es weiterging und hatte ein Telefonat in einer Woche ausgemacht, bei Verschlechterung jederzeit Mailkontakt.

Nach einer Woche rief jedoch nicht sie, sondern ihr Mann an.

Ich wappnete mich für das Schlimmste.

„Moin“ sagte er, „ich bin Ihnen so dankbar, dass Sie meiner Frau aus dieser schlimmen Situation rausgeholfen haben“. Und er erzählte mir, wie es noch einen großen Krach gegeben habe, aber bereits während des Streits zeigte sich, dass sie anders mit sich umgingen als zuvor. Es seien noch einige Gespräche gefolgt und man habe sich geeinigt, vor Weihnachten bezüglich der Impffrage keine Entscheidung zu treffen. Unter Murren und Knurren der Familie konnte er alle darauf einschwören, diese Situation zu akzeptieren und sich danach zu verhalten.

Er habe aber noch eine Frage. Ihm gehe es ja, wie ich von seiner Frau wisse, auch nicht immer gut. Seine Wutausbrüche täten ihm im Nachhinein leid, besonders seit er wisse, wie seine Frau darunter leide. Ob es nicht auch für ihn solche Kügelchen gäbe, die ihn etwas gelassener machen würden. Er könnte das jetzt vor Weihnachten echt gut brauchen.

Nun, was wusste ich von meinem Anrufer? Er war aufbrausend, mitfühlend, pedantisch. Außerhalb seiner Wut war er ein sympathischer Mensch. Ich fühlte mich durch seinen Anruf rehabilitiert („ärztlicher Versager“) und empfahl ihm gerne ***Nux vomica*** C 200 zur Einmaleinnahme.

Und tatsächlich scheinen beide Ehepartner zu einem Miteinander gekommen zu sein. Meine Patientin hat die Impfentscheidung noch einmal rausgeschoben, da sie fürchtet, dass sie von der jetzigen Impfung bei der zur Zeit herrschenden „Omikron Variante“ keinerlei Nutzen haben wird. Sie will, wenn es dann überhaupt noch empfohlen wird, auf einen wirksameren Impfstoff warten. Und obwohl ihr Mann von seiner gerade stattgehabten Boosterimpfung völlig überzeugt ist, steht er zu der Entscheidung seiner Frau und nimmt damit die Einschränkungen für Ungeimpfte auch für sich mit in Kauf.

Rückblickend bin ich froh, dass ich den Anruf angenommen hatte, auch wenn das Ende der Geschichte nicht abzusehen gewesen war.

Unentschiedenheit

Sich für die Impfung/Boosterung zu entscheiden oder sich dagegen zu entscheiden, ist für die Meisten irgendwann zumindest für eine gewisse Zeit eine klare Sache. Was aber soll man machen, wenn man partout zu keiner Entscheidung kommt? Wenn die Argumente von gestern heute nicht mehr überzeugen und wenn die Argumente von heute nicht über die Nacht halten? Das liegt nicht nur an „den" Virologen, an „den" Politikern oder an „den" Medien. Es ist auch die eigene Unsicherheit, die uns ein Argument heute als richtig erscheinen, dasselbe Argument am Folgetag aber ablehnen lässt. Wenn wir in uns selber den Standpunkt häufig wechseln, kann es in unserem Leben zu vielen Missverständnissen kommen und zu Situationen, in denen das Vertrauen in uns und andere schwindet.

In diesem leidvollen Zustand bat mich eine Patientin, ihr zur Seite zu stehen. Ich möchte ihr doch bitte sagen, ob es richtig war, dass sie sich nach langem Zögern habe impfen lassen und ob sie sich jetzt boostern lassen solle.

Und sie trug mir einige Gedanken vor, die sie dazu hatte. Am Telefon klang unser Gespräch dann (verkürzt) so:

Ich kann Ihnen nicht sagen, was richtig für Sie ist. Ich kann Sie nur zu einer eigenen Entscheidung begleiten.

Ich finde es richtig, dass ich mich habe impfen lassen.

Dann sollten Sie diese Empfindung auch gelten lassen.

Aber bei der zweiten Impfung hatte ich erhebliche Beschwerden, habe ich mir dadurch verborgene Dauerschäden zugezogen? Da wäre es vielleicht besser gewesen, nicht zu impfen.

Normalerweise heilt der Körper viele Schäden, sonst könnten wir gar nicht leben. Außerdem können wir versuchen, homöopathisch die Heilung, so sie denn noch nötig ist, zu unterstützen.

Aber beim Booster könnte alles noch schlimmer werden. Ich sollte das Risko nicht eingehen.

Das liegt ganz bei Ihnen. Sie können ja frei entscheiden, ob Sie mit der Booster-Impfung noch warten wollen. Dann gelten Sie aber womöglich bald als Ungeimpfte.

Also raten Sie mir von einer Impfung ab?

Nein, Sie müssen sich entscheiden, was für Sie wichtiger ist.

Spätestens in diesem Moment war für die Patientin klar, dass ich keine große Hilfe sein würde. Nach einigen weiteren beiderseitigen „Diskussionsbeiträgen“ teilte mir die Patientin mit erstickter Stimme mit, dass sie sehr enttäuscht von mir sei. Sie habe sich Solidarität und Unterstützung gewünscht, aber sie sei nach unserem Gespräch praktisch genauso schlau bzw. hilflos wie zuvor.

Ich bin sicher, selbst wenn ich entgegen meiner ärztlichen Überzeugung eine Handlungsanweisung gegeben hätte, wäre sie nicht wirklich zufrieden geworden. Denn auch an dieser Empfehlung hätte sie bald zweifeln können und (berechtigterweise) an meiner ärztlichen Kompetenz, wenn ich eine, nämlich meine, Meinung als auch für sie gültig hingestellt hätte und vielleicht dabei ihr die Chance geraubt hätte, eine eigene Entscheidung zu treffen.

Glücklicherweise für sie, und auch ein bisschen für mich, war sie nicht enttäuscht genug, um nicht noch um ein homöopathisches Mittel für ihren chronischen Hustenreiz zu bitten. Vor Jahren hatte sie von mir ein Mittel empfohlen bekommen, das immerhin geholfen habe.

Von dieser Empfehlung, die ich nicht mehr erinnerte, hatte ich keine Aufzeichnungen. Ich brauchte aber auch keine. Denn jetzt litt die Patientin unter großer, quälender Unentschiedenheit, sie war von mir enttäuscht worden und außerdem hatte sie einen quälenden trockenen Husten und damit war es nicht schwer, ihr ein gutes Mittel zu verordnen. Von ***Ignatia*** in der C 200 erhoffte ich mir für sie mehr Klarheit und ein Nachlassen des Hustenreizes.

Ob der Husten besser geworden ist, weiß ich nicht, aber über ihre Augenärztin erfuhr ich, dass sie sich zügig habe Boostern lassen. Wenn sie schon zwei Impfungen hinter sich gebracht habe, dann sollten die ja schließlich nicht umsonst gewesen sein. Außerdem plane sie eine Kreuzfahrt, und da ginge es ja sowieso nicht ohne drei Impfungen.

Wenn es ums Herz geht

Ich habe ja bereits erwähnt, dass ich aus organisatorischen Gründen ungern ohne Vorbereitung Telefonate führe, um Beratungen zu geben, sondern ich bitte meist um eine Vorabmail. Manchmal drucke ich mir am Abend die aufgelaufenen Mails aus, um sie später zu sichten.

Bei der Mail einer Patientin, die ich bisher nicht kannte, drückte ich fast automatisch auf „alles drucken" und schrieb weiter an meinem Text. Ich war recht erstaunt, als mir klar wurde, dass das Hintergrundgeräusch der Drucker war, der längst hätte fertig sein müssen. War er aber nicht. Erst mit der fünften Seite war Schluss.

Vor mir lag eine Mail mit der Betreffzeile: „eine Frage"

Diese „eine Frage" bestand aus einer sehr interessanten Kurzabhandlung über rechtsphilosophische Betrachtungen zur Impfpflicht und zu Einschränkungen von Grundrechten, aus einer kurzen Zusammenfassung bisher gemeldeter schwerer Nebenwirkungen nach Corona-Impfung, einem Bericht zu den Herzbeschwerden der Patientin, eine Zusammenfassung von möglichen Verlaufsformen von Herzentzündungen und, es sollte mir nicht langweilig werden, noch zwei Anhängen mit Arztbriefen (sie hatte früher eine Myokarditis gehabt) und eine Zusammenfassung über die Wirkmechanismen der derzeit benutzten Impfstoffe. Am Ende stand tatsächlich noch eine Frage: Ist bei meiner Vorgeschichte von Myokarditis eine 3. Impfung zu empfehlen?

Natürlich könnte man annehmen, dass es einem Arzt auf einer abgelegenen Insel im Winter so langweilig ist, dass er gerne was zu lesen und zum Nachdenken bekommt. Man könnte aber auch darauf kommen, dass ich vielleicht noch andere Patienten und vielleicht ein Privatleben habe, das man nicht ungefragt einfach mit Text fluten sollte.

An dieser Stelle möchte ich gerne ein Loblied auf die Homöopathie singen: Als „normaler" Chirurg und Allgemeinarzt könnte ich mich jetzt missachtet fühlen, als homöopathischer Arzt natürlich auch, wenn ich nicht in dieser Worte-Flut einen ersten Hinweis auf ein Heilmittel bekommen hätte. Plötzlich erwacht das Interesse: Braucht diese Patientin wirklich ***Lachesis muta*** um ihr Gleichgewicht wiederzufinden? Oder gibt es Hinweise auf ein anderes Mittel? Es gibt in der Homöopathie und in der homöopathischen Behandlung einfach keine Langweile, alles kann seinen Beitrag leisten zu einer Hilfe für belastete Menschen.

Lachesis muta (Buschmeisterschlange) besteht aus dem Gift der Buschmeisterschlange. In den homöopathischen Zubereitungen ist natürlich bei der von mir häufig genutzten C 200 von diesem Gift keine materielle, d. h. giftige Spur mehr vorhanden. Lediglich die Information des Mittels ist in der potenzierten Verdünnung eingeprägt.

Wenn gesunde Menschen z. B. *Lachesis* C 30 in häufiger Gabe einnehmen, werden sie Symptome entwickeln (Arzneimittelprüfung). Zu den dann häufiger beobachteten Symptomen gehört z. B. eine ungeheure Redelust. Ohne Punkt und Komma, aber von einem interessanten Punkt zum anderen, von einer klugen Idee zur anderen und oft mit viel Humor wird das Gegenüber zugetextet. Bemerkungen und Einwendungen führen nur zu neuen Assoziationskaskaden. Auch beim Schreiben kommt es zu dieser Wort- und Gedankenflut.

Neben Tausenden anderer Symptome ruft *Lachesis muta* bei der ungiftigen Arzneimittelprüfung (natürlich auch bei der Vergiftung durch die Schlange) Herzbeschwerden hervor: Herzklopfen, Herzrhythmusstörungen, Einschnürungsgefühle, Herzschmerzen und Schwächegefühle am Herzen, um nur einige zu nennen. Es bedurfte bei mir nicht der Ausführungen der Patientin in ihrer Mail, um zu erkennen, dass diese Beschwerden zu einer Myokarditis (und/oder Endo- oder Perikarditis) genau passen.

Wie Sie bereits wissen, gebe ich keine Entscheidungsanweisungen an fragende Patienten. Wenn ich jedoch Zusammenhänge sehe, die auf eine Gefährdung des Patienten hinweisen, nenne ich diese.

Tatsächlich ist eine Herzentzündung als mögliche Folge von allen derzeitigen Corona-Impfungen bekannt. Insofern halte ich eine diesbezügliche Vorerkrankung für beachtenswert. Darauf muss ich als Arzt hinweisen. Aber es ist zur Zeit (Januar 2022) auch durch Studien bekannt, dass eine wirklich relevante Gefährdung nur für junge

Männer besteht. Bei meiner 62-jährigen Patientin könnte höchstens die früher durchgemachte Myokarditis zu einer Erhöhung des Risikos für Impfnebenwirkungen am Herzen geführt haben.

Homöopathisch liegt der Fall dann recht einfach: Durch die einmalige Gabe von ***Lachesis muta*** vor der Impfung könnte eine ausgeheilte Myokarditis stabilisiert werden und durch die Wiederholung der Gabe nach der Impfung könnte einer erneuten Entzündung vorgebeugt werden. Homöopathische Mittel heilen das, was sie selber erzeugen können.

Meine Patientin bekam ***Lachesis muta*** in einer hohen Potenz (zwei längere Gespräche musste ich vorher noch durchstehen). Einen Monat später, wir hatten (kurz!) miteinander telefoniert, ließ sie sich boostern. Obwohl sie bereits bei der zweiten Impfung erhebliche und anhaltende Beschwerden an ihrem Impfarm hatte, kam es diesmal zu keiner beschwerlichen Reaktion. Als ich zuletzt von ihr hörte, war sie auch mit ihrem Herzschlag sehr zufrieden und ich war es auch.

Hilfe vom Mond

Bald nach Beginn der Impfkampagne gegen Corona erreichten mich erste Anfragen, was man zur besseren Verträglichkeit der Impfung tun könne. Meine Antwort darauf war meist eine homöopathische: Unterstützen Sie Ihren Körper (und da gehört natürlich auch die Psyche dazu) mit homöopathischen Mitteln, sodass Sie im Gleichgewicht sind, wenn Sie zur Impfung gehen. Davon war bisher ja schon die Rede und es gibt einige Mittel, die in dieser „Impfsituation" besonders häufig als Unterstützung infrage kommen. Im Kapitel „Vor der Impfung schon heilsam begleiten" ab S. 48 können Sie sich diesbezüglich nochmal einen Überblick beschaffen.

Wenn eine vorbereitende homöopathische Behandlung anschlägt, merkt man das zügig. Dazu braucht es auch keine Studie und kein Dogma. Man spürt selber eine zunehmende Gelassenheit, ein grundsätzliches Wohlbefinden und wachsenden Mut und zunehmende Klarheit.

Manche Menschen möchten noch zusätzlich Vitamine oder Mineralien oder andere Nahrungsergänzungsmittel vorbeugend einnehmen, um sich vor Nebenwirkungen der Impfungen zu schützen. Ich rate nicht davon ab, das muss jeder selber wissen. Allerdings ist eine homöopathisch hergestellte körperliche und psychische Stabilität ein Zustand, in dem nichts fehlt, also auch nicht dringend etwas zusätzlich gegeben werden muss. Auch ist es manchmal schwierig zu erkennen, ob das, was man sich zuführt (da es ja grobstofflich ist) nicht auch zumindest im Ansatz selber unerwünschte Nebenwirkungen haben kann.

Wenn wir im Gleichgewicht sind, wissen wir selber am besten, was uns gut tut, weil wir durch keine übertriebenen Ängste und durch keine blinde Unvorsichtigkeit beeinträchtigt sind.

Ich selber bemühe mich immer, für die Gedanken der Patienten offen zu bleiben, und Zusatzbehandlungsvorschläge nicht grundsätzlich kritisch zu sehen. Manche Menschen nehmen eine bevorstehende Impfung zum Anlass, z. B. den Vitamin D-Spiegel überprüfen zu lassen. Das unterstütze ich sehr, denn nicht nur bei Impfungen, sondern besonders auch bei der Erkrankung an Corona sollten die Vitamine D und B 12 ausreichend vorhanden sein. Auch nachgewiesene andere Mangelzustände sollte man ausgleichen. Alle anderen für den Körper notwendigen Stoffe werden von einem Menschen, der im Gleichgewicht ist (und sich vollwertig ernährt) automatisch aufgenommen. Dafür sorgt das störungslose Funktionieren der Körperfunktionen, wie es bei einer homöopathischen Behandlung erreicht wird.

Einen Hinweis möchte ich aber doch noch weitergeben. Eine meiner Leserinnen schrieb mir, ob ich denn nichts zum Einfluss des Mondes auf Impfungen sagen könne. Sie habe mit der Beachtung von Mondrhythmen in ihrem Leben und im Leben ihrer Pflanzen (sie ist Gärtnerin) beste Erfahrungen gemacht.

Leider, so schrieb ich ihr, habe ich bezüglich Impfungen und Mond keine Erfahrungen. Allerdings in Bezug auf Operationstermine und Zahnarztbehandlungen sehr wohl.

Schon lange empfehle ich für Operationen und Eingriffe, und besonders für Zahnbehandlungen, wenn möglich Termine zu wählen, die vom Mondstand begünstigt sind.

Schon im Beginn meiner ärztlichen Ausbildung kam ich mit Menschen in Kontakt, für die es fraglos zutreffend war, dass auf den Mondstand Rücksicht genommen werden musste, wenn in Landwirtschaft oder Garten, in Schwangerschaft und bei medizinischen Fragen Handlungen anstanden. Ich war damals in Tirol tätig und in einem zu dieser Zeit noch sehr naturbetonten Umfeld hatte ich keine Ursache, das zu hinterfragen. Wetter, Schnee, Lawinen, Bergstürze und Überschwemmungen zeigten auch mir als Städter noch zu deutlich, dass wir nicht alles im Griff haben und abhängig von größeren Zusammenhängen sind. Zunächst verlor sich diese Offenheit bei mir in meinem später wieder städtischen Umfeld und bei der schnellen Entwicklung der medizinischen Möglichkeiten während meiner Facharztausbildung. Spätestens seit ich auf der Insel lebe, sind mir die Kräfte des Mondes wieder präsent. Die ungeheuren Wassermassen, die bei Ebbe und Flut an der Insel vorbeiströmen, erinnern mich an die Kraft des Mondes. Auch dass Jahrhunderte lang Kinder nur bei auflaufendem Wasser auf der Insel geboren worden sind, ist ein Hinweis auf den Einfluss des Mondes. Meinen Patienten empfehle ich schon seit Jahren, sich beim Zeitpunkt von medizinischen Eingriffen und bei Zahnbehandlungen am Stand und Gang des Mondes zu orientieren.

Bei anstehenden Impfungen habe ich bisher keine Hinweise zum möglichen Mondeinfluss gegeben. Impfungen waren bisher ja freiwillig, ohne wesentlichen äußeren Druck, aufgrund einer eigenen Entscheidung. Da konnte man davon ausgehen, dass der Körper mit diesem Eingriff nicht in einen besonderen Stress kam. Das hat sich bei der Corona-Impfung vollständig geändert. Zuviel Stress begleitet viele Impfungen. Stress, weil man keinen Termin bekommt, weil man dringend eine Impfung möchte und sie nicht bekommt, oder Stress, weil man gar nicht geimpft werden möchte, aber durch repressive Maßnahmen oder gar eine Impfpflicht dazu gezwungen wird. In so einer Situation sollte man auf eine ansonsten möglichst spannungsfreie Umgebung achten. Dazu kann der Einfluss des Mondes gehören. Wie bei anderen Eingriffen rate ich auch ab, an Vollmond oder Neumond zu impfen. Viele Menschen erleben z. B. bei Vollmond, dass der Schlaf schlecht ist. Sie spüren, dass es beim Zahnarzt mehr weh tut, als bei früheren Behandlungen. Auch gibt es einige Studien, die die Häufigkeit von Unfällen bei Vollmond belegen (allerdings gibt es auch Studien, die das anders sehen).

Menschen, die sich mit Mondzyklen befassen und auch besonders sensibel zu sein scheinen, vertragen körperliche Eingriffe erfahrungsgemäß besser bei abnehmendem Mond, als bei zunehmendem. Denen empfehle ich, Impfungen möglichst bei abnehmendem Mond durchführen zu lassen. Das gilt insbesondere bei Wiederholungsimpfungen, weil hier die Nebenwirkungsrate höher ist.

Der kleine Piks

Bei den Werbungen für die Corona Impfung und in vielen Medienberichten wird häufig statt von der Impfung vom „kleinen Piks“ gesprochen. Für z. B. einen Intensivmediziner, der täglich viele Zugänge zum Blutkreislauf legen muss, ist die Impfung wirklich nur ein kleiner Piks. Da scheint es fast unglaublich, wenn manche Menschen sagen, dass sie zwar eine Impfung für sinnvoll halten, aber ihre Angst vor der Impfspritze sei so groß, dass sie sich lieber nicht impfen lassen möchten. Aber es gibt diese Menschen und ich habe welche kennengelernt. Nicht selten höre ich jedoch zunächst Bedenken gegen eine Impfung, und erst nach einem längeren Gespräch wird klar, dass die Angst vor der Spritze das tiefer liegende Problem ist.

Nun ist eine Angst vor Spritzen kein sinnvolles Argument beim Impfthema. Diese Angst lässt sich jedenfalls homöopathisch verringern. Sie kann außerdem ein Hinweis auf ein umfassender wirkendes Mittel sein. Die Angst vor Spritzen (Nadeln) weist nämlich auf die Mittel ***Silicea*** und ***Spigelia*** hin. Beide Mittel können im Zusammenhang mit der Verträglichkeit der Corona-Impfung eine große Rolle spielen.

Bei der Patientin, die mir als erste in den Sinn kommt, war es so, dass sie große Sorgen vor den möglichen Nebenwirkungen der Impfung hatte. Entsprechende Veröffentlichungen aus dem Paul-Ehrlich-Institut (PEI) hatte sie akribisch studiert und referierte mir mehr Nebenwirkungen mit den entsprechenden Häufigkeiten, als mir lieb war. Tatsächlich entstand so geradezu ein Berg an Nebenwirkungen, hinter dem der mögliche Nutzen der Impfung (zumindest im August 2021) zu verschwinden drohte. Dazu kam eine sowieso vorhandene grundsätzliche Ängstlichkeit, die zusammen mit der peniblen Faktensammlung eine starke Abwehrhaltung aufbaute. Ein homöopathisches Mittel war mit diesen Auffälligkeiten noch nicht zu bestimmen. Erst als wir über einige Umwege auf das Thema spitze Gegenstände kamen, wurde klar, dass die Patientin eine Angst vor diesen hatte und da besonders vor Nähnadeln. Erst jetzt merkte sie, dass neben ihren anderen Ängsten auch eine starke Angst vor dem Stich der Impfung bestand – vor dem „Piks" eben.

Obwohl noch andere Symptome der Patientin für ***Silicea*** (Kieselerde) sprachen, genügten doch bereits die drei genannten (Angst vor Nadeln, penibel, ängstlich), um ***Silicea*** C 200 auch zu geben.

Wenn ***Silicea*** zu den Symptomen eines Patienten passt, dann hat es im Zusammenhang mit Impfungen noch einen großen Vorteil: ***Silicea*** ist ein äußerst bewährtes Mittel gegen die Folgen von Impfungen (Nebenwirkungen) und als Vorbeugung derselben.

Nachdem das soweit klar war und die Patientin das Mittel genommen hatte, war ich gespannt, ob die Ängste sich wohl vermindern würden, sodass sie zur Impfung gehen konnte. Leider gibt es dazu keine Antwort, denn die Patientin infizierte sich kurz darauf mit dem SARS-CoV-2 Virus und machte Corona mit wenigen leichten Symptomen durch. Eine Impfung war damit zunächst hinfällig geworden.

Aber ich erinnere mich an einige Patienten, die wegen ihrer Angst vor Nadeln/Spritzen nicht zum Blutabnehmen kommen wollten (von Impfungen ganz zu schweigen) oder Kinder, die sich vor lauter Angst schreiend und wimmernd gegen eine Blutentnahme oder Spritze wehrten. Neben ***Phosphorus*** (Angst vor Blut, „Übergriff" und Verletzung) war ***Silicea*** (Angst vor Nadeln) das Mittel, das, am Tag vor der Blutentnahme gegeben, oft die Angst erträglich machte.

Nicht immer ist bei ***Silicea*** die Angst vor Nadeln/Spritzen so eindeutig. Aber immer, auch wenn ich aufgrund von anderen Symptomen ***Silicea*** vor einer Impfung gegeben habe, war es nicht nur ein gutes Vorbeugungsmittel von Nebenwirkungen, sondern gewährte auch noch einen Schutz vor diesen. Tausende Homöopathen und ihre Patienten haben schon diese Erfahrung gemacht.

Spigelia anthelmia (Wurmkraut) ist das andere Mittel mit dieser auffallenden Angst vor Spritzen („Piks"). Man wird es selten im Vorfeld von Impfungen geben, sondern erst nach der Impfung in Erwägung ziehen, wenn aufgrund von Vorschäden, Nebenwirkungen speziell am Herzen zu befürchten sind oder unbedingt verhindert werden sollen. Davon jedoch später.

Vor der Impfung schon heilsam begleiten

Wie können wir uns und unseren Körper nun optimal auf eine Impfung vorbereiten?

Vor der Impfung (gleichgültig welcher) können wir uns fragen, ob der Zeitpunkt passt. Im Zusammenhang von Corona jedenfalls gibt es keine Impfung, die aus medizinischen Gründen notfallmäßig durchgeführt werden müsste. Wir haben also Zeit!

Günstig ist jeder Zeitpunkt, an dem wir uns wohl fühlen und einigermaßen gesund sind. Dann vertragen wir nämlich alle medizinischen Eingriffe am besten.

Wer sich dadurch angesprochen fühlt, kann auch noch auf einen günstigen Mondstand achten: also nicht impfen bei Vollmond oder Neumond, aber nach Möglichkeit bei abnehmendem Mond.

Viele Menschen, besonders solche, die sich aufgrund einer Impfpflicht impfen lassen müssen oder aus beruflichen oder gesellschaftlichen Gründen dies tun, sind unter Stress. Aber auch wenn wir eine Impfung aus persönlichen Gründen selber planen, gibt es Zeiten, in denen wir gestresst sind. Um vor der Impfung in einen Gleichgewichtszustand zu kommen, also für die Verträglichkeit und die Wirkung der Impfung besonders gut vorbereitet zu sein, stehen homöopathische Mittel zur Verfügung, die wir nach der folgenden Aufstellung einsetzen können.

Dabei müssen wir zunächst versuchen, die innere Grundstörung für unseren „Stress", für unseren Zustand zu finden. Zwar wird es sich oft um „gemischte" Ursachen handeln, aber wenn wir genau hinschauen oder vielleicht sogar unseren Partner oder unsere Partnerin oder Freunde und Familienmitglieder befragen, finden wir doch meist heraus, welche „Störung" sich bei uns verselbständigt hat und zu Stress führt.

STÖRUNG	MITTEL
Ärger	*Ignatia, Staphisagria, Nux vomica, Causticum*
Angst	*Phosphorus, Arsenicum album, Silicea*
Enttäuschung	*Ignatia, Natrium muriaticum, Staphisagria*
Erschöpfung	*Silicea, Arsenicum album, Phosphor, Sulphur, Apis*
Kränkung, Trauer	*Ignatia, Natrium muriaticum*
Wut	*Staphisagria, Nux vomica, Causticum*

Das für uns passende Mittel finden wir am leichtesten dadurch, dass wir eine oder mehrere Grundstörungen bei uns feststellen können. Dann schauen wir die dazu gehörenden Mittel in der „Liste der Mittel“ ab S. 80 nach und wählen das Mittel, welches am besten zu unserer Situation zu passen scheint. Und dann nehmen wir es **einmalig** in der C200. Wir können es auch noch einmal nach ca. zwei Wochen wiederholen, wenn noch Zeit ist und wir noch eine Verbesserung unseres Zustandes für sinnvoll halten.

Manchmal wird uns nach der Einnahme eines Mittels auch klar, dass vielleicht ein anderes Mittel noch passender wäre. Dieses können wir dann ohne weiteres direkt **einmalig** wiederholen. Wenn mehrere Mittel infrage zu kommen scheinen, nehmen wir das, welches am ehesten passt.

Aber auch wenn keines der Mittel so richtig zu passen scheint oder vielleicht auch keines richtig gewirkt zu haben scheint, tun wir uns mit der Mitteleinnahme doch etwas Gutes: Wir stimmen unseren Körper auf einen medizinischen Eingriff ein, bereiten ihn also vor. Von den vorgeschlagenen Mitteln haben ***Arsenicum album***, ***Phosphorus*** und ***Silicea*** eine deutliche Beziehung zu Impfungen. Für ***Causticum***, ***Ignatia***, ***Natrium muriaticum*** und ***Staphisagria*** ist das nicht so typisch. Wenn wir eines der letzteren Mittel genommen haben und von der Wirkung nicht so überzeugt sind, können wir als Impfvorbereitung zusätzlich eine Woche vor der Impfung noch **einmalig** ***Sulphur*** (Schwefel) C 200 nehmen.

Auf diese Art vorbereitet lassen wir uns mit großer Zuversicht impfen.

Übrigens können Patienten, die in chronischer homöopathischer Behandlung sind, davon profitieren, dass „ihr chronisches Mittel" bekannt ist. Bei einem gut gewählten chronischen Mittel (das Mittel, welches den chronisch kranken Menschen wieder ins gesundheitliche Gleichgewicht bringt) reicht es oft, das Mittel ein bis zwei Wochen vor der Impfung zu wiederholen. Ängste, Wut, Ärger usw. werden dann automatisch günstig beeinflusst und die Impfung erfolgt in einen relativ stabilen Organismus.

2. Teil

Nach der Corona-Impfung

Was wir tun können, um möglichst keine Nebenwirkungen oder Impfschäden zu bekommen

Nach der Impfung

Die Zeit nach der Impfung, meist die ersten zwei Wochen, ist entscheidend für Wirkungen und Nebenwirkungen einer Impfung. In dieser Zeit wird der Körper stark beansprucht. Die Abwehrkräfte sinken zunächst, bevor sich wieder ein neues Gleichgewicht einstellt. Eine gewisse Vorsicht bezüglich vor allem körperlicher Belastungen ist in dieser Zeit angezeigt. Auch die Möglichkeit für einige Tage Bettruhe sollte einkalkuliert werden.

In den meisten Fällen wird so die Impfreaktion gut überstanden.

Oder es entwickeln sich schwerere Folgen, die sich zu Impfschäden ausbilden können.

Um das zu verhindern, empfehle ich die heilsame Begleitung der Impfung. Übrigens jeder Impfung, nicht nur der besonders nebenwirkungsreichen Corona-Impfung.

In den Tagen geschwächter Abwehrkraft nach der Impfung können sich außer Nebenwirkungen auch Krankheiten entwickeln, die gar keine direkten Nebenwirkungen der Impfung darstellen. Es sind Krankheiten, die aufgrund der allgemeinen Immunschwäche auftreten. Besonders häufig sahen wir die Gürtelrose in diesem Zusammenhang. Letztlich können alle „schlummernden" Krankheiten durch die vorübergehende Schwächung der Abwehrkraft ausbrechen oder wieder ausbrechen, oder bereits vorhandene Krankheiten können sich verschlechtern. Letzteres ist besonders zu beachten, da ja zunächst vorwiegend vorerkrankte Menschen durch die Impfung vor Corona geschützt werden sollten. Hier kann eine allgemeine Schwächung auch einmal zuviel für den ganzen Organismus sein, der sich dann nur schwer oder gar nicht mehr erholt. Auch eine Art Long Covid kann entstehen.

Um diese ganze Problematik zu entschärfen, können wir durch die heilsame Begleitung der Impfung viel Gutes tun. Homöopathisch gesehen ist jedes Krankheitszeichen des Körpers, jedes Symptom, ein „Ruf" nach einem Heilmittel. Auch der „Impfarm" ist bereits ein erstes Signal.

Das bedeutet nun, dass wir neben der beschriebenen stabilisierenden Vorbereitung auf die Impfung unbedingt direkt dem Körper Hilfe anbieten müssen (und können), wenn die Impfung stattgefunden hat.

Und das beginnt mit der **Impfnosode**.

Impfung und Nosoden

Viele meiner Leserinnen und Leser haben schon von den sogenannten Impfnosoden gehört oder sie sogar schon angewandt. Im streng homöopathischen Sinne sind es eigentlich keine „Nosoden", sondern potenzierte Impfstoffe, die aus allen Impfstoffen hergestellt werden können. Da sich die Bezeichnung „Impfnosode" aber eingebürgert hat, gebrauche ich diesen Begriff auch.

Erstaunlicherweise und auch in homöopathisch ungeklärter Weise „funktionieren" Impfnosoden sehr häufig und häufig sehr gut. Sie scheinen Nebenwirkungen von Impfungen zu verhindern, abzuschwächen oder sogar zu heilen, ohne die Antikörperbildung zu beeinträchtigen. Das konnte ich in den Jahrzehnten meiner Praxistätigkeit häufig beobachten. So habe ich z.B. 1996 sieben Kinder behandelt, die seit der Säuglingszeit nach einer damals üblichen BCG-Impfung (Tuberkulose-Impfung) und noch bevor andere Impfungen erfolgt waren, an ständigen Infekten litten. Einige bis zu zehn Jahre lang. Die einmalige Gabe der Impfnosode BCG heilte diese Abwehrschwäche vollständig.

Erfahrungen mit einer Impfnosode haben viele Patienten schon gemacht. Bei allen Impfungen, also nicht nur den Corona-Impfungen, ist die Gabe der Impfnosode nach der Impfung hilfreich. Geradezu spektakuläre Ergebnisse wurden erzielt, wenn die Impfnosode bei Impfschäden gegeben wurde. Selbst jahrelange Retardierungen nach Kinderimpfungen konnten gebessert werden. Auch geistige Teilleistungsschwächen wie Rechenschwäche oder Leseschwäche nach Impfung konnten noch gebessert werden.

Die meisten Impfnosoden kann man über Apotheken beziehen. Die gängige Dosierung ist die D 200 oder C 200. Man könnte sie übrigens sogar für den Eigengebrauch selber herstellen, indem man eine Impfampulle, deren Hauptinhalt bereits verimpft wurde, die aber noch nicht ausgetrocknet ist, als Ausgangsfläschchen benutzt. Nun könnte man in der Art, wie es mein Freund bei dem Bergunfall mit Arnika gemacht hat (s. ab S. 88), z. B. eine C 30 herstellen. Eine C 200 wäre vielleicht besser, aber doch etwas mühsam in der Herstellung. C 30 funktioniert jedenfalls auch.

Von der Corona-Impfnosode sollte jeder Impfling (jeden Alters) direkt nach der Impfung einmalig fünf Globuli einnehmen. Das gilt übrigens für alle Impfungen, auch für die Mehrfachimpfungen der Kleinkinder. Häufig werden dadurch überschießende Impfreaktionen wie Schwellungen, hohes Fieber oder tagelange Schwächungen vermieden oder zumindest vermindert. Günstig ist es bei der Corona-Impfung, wenn man die Nosode des verabreichten Impfstoffes zur Verfügung hat. Das scheint nach unseren Erfahrungen aber nicht entscheidend wichtig zu sein. Auch die Nosode eines anderen mRNA- oder Vektor-Corona-Impfstoffes, als des verimpften, funktioniert.

Sollte man sich nicht homöopathisch auf die Corona-Impfung vorbereitet haben und bereits unter einer andauernden Impffolgeerkrankung leiden, kann man jederzeit (so früh wie möglich, bei den ersten Beschwerden) immer noch die Impfnosode **einmalig** einnehmen. Der Erfolg wird häufig frappierend sein.

Noch ein Wort zu den eigentlichen „Nosoden". Diese werden aus Körperabsonderungen oder Körpergewebe hergestellt. Ein Beispiel dafür ist die Nosode ***Influenzinum***, die ich in meinem Buch „Angst vor Corona?" ja als Einmalgabe in der C 200 als Covid-19-Vorbeugung empfohlen habe. Als Nachbehandlung bei anhaltenden Covid-19-Beschwerden kann man auch an die Einnahme von ***Influenzinum*** denken oder gleich die eigentliche Nosode der Covid-19-Erkrankung (Corona-Nosode s. mein Buch „Long Covid - und jetzt?“) in der C200 einnehmen.

Am besten und nebenwirkungsfrei wirken Nosoden, wenn man sie vorbeugend (nicht so sicher) oder direkt nach der „Störung“ einnimmt. Also wenn die Impfung erfolgt ist oder wenn die Impffolge-Erkrankung bereits da ist. Eine häufigere Wiederholung sollten Unerfahrene besser nicht vornehmen.

Bei einer Umfrage unter impfenden homöopathischen Ärztinnen und Ärzten im Dezember 2021 fanden sich viele Berichte über die helfende Wirkung der Impfnosode bei belastenden oder anhaltenden Beschwerden nach der Corona-Impfung. Diese Wirkung war bei älteren Patienten (über 70) deutlicher als bei jüngeren Patienten. Bei der Gabe der Nosode direkt im Anschluss an die Impfung wurden bisher außer geringen örtlichen Reizungen und, noch seltener, einer Schwere des Armes, fast keine Nebenwirkungen mehr berichtet. Besonders die häufigen, aber unterschiedlich schwer ausgeprägten Unlustzustände, geistige Schwäche und „Benebeltsein“ wurden kaum noch erwähnt.

Es scheint sich zu bewahrheiten, dass die Vorbeugung (Gabe der Impfnosode direkt nach der Impfung, ohne erst Nebenwirkungen abzuwarten) sehr gute Resultate bringt.

Trotzdem. Sollte es doch einmal zu Nebenwirkungen kommen, obwohl die Nosode schon direkt nach der Impfung gegeben worden ist, scheuen Sie sich in dem Fall nicht, die Nosode noch einmal zu wiederholen, bevor Sie andere Mittel geben (s. ab S. 60). Denn das ist jetzt der späte, aber wirkungsvollste Einsatz der Impfnosode, wenn man sie nach Auftreten von Beschwerden gibt.

Für alle Impffolgen gilt: Zuerst die Impfnosode geben, wenn sie noch nicht gegeben worden ist und unabhängig davon, was vorher gegeben worden ist!

Selten kann auch eine mehrfache Wiederholung der Impfnosode infrage kommen. So berichteten eine Kollegin und zwei Kollegen, dass sie nach der zweiten Biontec-Impfung erhebliche Herzbeschwerden bekamen, wobei alle drei Herzvorerkrankungen hatten. Nach der Impfnosode verschwanden die Beschwerden, kamen aber nach einigen Wochen, leicht abgeschwächt, wieder. Die wiederholte Gabe der Impfnosode half jeweils. Auch nach der Boosterimpfung kam es bei zwei der Ärzte trotz Einnahme der Nosode direkt nach der Impfung wieder zum Rezidiv, das durch die erneute Einnahme der Nosode aber wieder verging.

Aber bitte - wie gesagt: Eine häufigere Wiederholung der Impfnosode sollten Unerfahrene nicht vornehmen.

EINNAHME IMPFNOSODE
Einnahme der Impfnosode C 200, einmalig fünf Globuli direkt nach der Impfung. Wenn trotzdem Nebenwirkungen auftreten, einmalige Wiederholung der Impfnosode (und wenn noch nötig, ein passendes Mittel suchen, s. ab S. 63). Wenn die Nebenwirkungen verschwinden und dann wieder auftauchen, Wiederholung der Nosode. Eine häufigere Wiederholung sollten Unerfahrene nicht vornehmen! Wenn möglich, die Impfnosode nehmen, die aus der Impfstoffart des geimpften Impfstoffes hergestellt wurde.

Die Impfreaktion und ihre Behandlung

Wenn mir Menschen von ihrer Corona-Impfung erzählen, höre ich meist, dass sie sie gut vertragen haben. Das ist sehr erfreulich, denn es werden ja Gesunde geimpft, um eine Erkrankung zu vermeiden. Erstaunlicherweise verstehen die Meisten unter „gut vertragen", dass sie zwar unter keinen lang dauernden Nebenwirkungen leiden, aber durchaus direkt oder wenige Tage nach der Impfung teilweise erhebliche Beschwerden hatten. Diese Beschwerden gelten allgemein in der Medizin und natürlich auch bei den Betroffenen als vielleicht ärgerlich, aber als notwendiges Übel: „Keine Wirkung ohne Nebenwirkung". Es handelt sich um Impfreaktionen. „Die Impfung wirkt", sagt man. Und man erträgt infolgedessen die Beschwerden, die ja nach einiger Zeit meist auch verschwinden, geduldig.

Bei der Impfreaktion kommt es etwas vereinfachend gesagt zunächst zu einer örtlichen Entzündung. Diese kann heftiger oder milder ausfallen. Man merkt sie also deutlich (Schmerz, Rötung, Schwellung, Schweregefühl) oder fast gar nicht. In so gut wie allen Fällen kommt es jedoch zu der gewünschten immunologischen Reaktion. Auch die häufig begleitende Lymphknotenschwellung gehört dazu.

Als Homöopath versteht man hingegen die beeinträchtigende örtliche Entzündung als überflüssige, vielleicht sogar schwächende Überreaktion des Körpers. Diese Überreaktion lässt sich mit homöopathischen Entzündungsmitteln schnell abfangen und verhindert damit weitergehende allgemeine Nebenwirkungen wie hohes Fieber, Schüttelfrost, Schwäche, Aufmerksamkeitsstörungen, Krankheitsgefühl, Erkältungssymptome, Schmerzen und Übelkeit. Aber selbst wenn allgemeine Nebenwirkungen durch die homöopathische Antientzündungsbehandlung nicht ganz vermieden werden sollten, so fallen sie doch milder aus.

Dahinter steht die Fähigkeit homöopathischer Mittel, eine Entzündung eben nicht zu unterdrücken, sondern sie schnell und ohne wesentliche Beschwerden auszuheilen. Es wird also nur die überschießende Reaktion, nicht aber die immunologische Wirkung der Impfung vermindert.

Je eher wir die Heilung der Impfreaktion beginnen, desto besser. Auch sollten wir die Impfreaktion in jedem Fall homöopathisch begleiten, auch wenn sie „gar nicht schlimm“ ist. Dadurch verkürzen wir die Zeit der impfbedingten Abwehrschwäche oder verhindern diese vielleicht sogar.

Dies ist ja auch der Grund, weswegen die Impf-Nosode möglichst direkt nach der Impfung genommen werden sollte.

VORGEHEN NACH DER IMPFUNG
immer zunächst sofort die **Impfnosode** geben
wenn **keine Impfreaktion**, dann nichts weiter machen
wenn **Impfreaktion**, kann Nosode einmal wiederholt werden - bei Reaktionen am Impfarm: Impfarm-Mittel - bei allgemeinen Reaktionen: ein dafür passendes Mittel - bei Impfarm und allgemeinen **Reaktionen:** ein Mittel, das beides heilen kann

Schauen wir uns nun zunächst die Heilmittel für die örtliche und die allgemeine Impfreaktion an. Von den Mitteln zu den schwereren Impfnebenwirkungen oder Impfschäden und ihrer Vorbeugung und Behandlung wird später die Rede sein.

Die Behandlung der örtlichen Impfreaktion

Die leichteste Form der Impfreaktion besteht in hauptsächlich örtlichen Veränderungen im Impfgebiet, also am Oberarm. Je nachdem, was wir sehen können und was der Patient beschreibt, wählen wir eines dieser fünf Mittel: ***Aconitum***, ***Apis***, ***Arnica***, ***Belladonna*** oder ***Ledum***.

Um zu erkennen, welches Mittel am besten passt und damit am sichersten die Impfreaktion heilt, betrachten wir die geimpfte Schulter und die dabei aufgetretenen Beschwerden. Immer werden wir mehr oder weniger ausgeprägt eine Rötung sehen, meist bestehen Schmerzen. Reaktiv können Lymphknoten geschwollen sein. Auch eine Schwere oder Bewegungseinschränkung des Armes kann vorhanden sein. Alle genannten Mittel sind bei diesen Beschwerden hilfreich. Eine genauere Unterscheidung der einzelnen Mittel können Sie an Hand der folgenden Aufstellung durchführen.

für alle Mittel gilt: schmerzhafte Rötung der Haut an der Schulter, ohne oder mit Fieber, ohne oder mit Bewegungseinschränkungen des Armes; evtl. Lymphknotenschwellung	
die starke Rötung ist auffallend	*Belladonna* C 200
Prellungsgefühl, evtl. Bluterguss	*Arnica* C 200
heiße Schwellung; kalter Umschlag lindert deutlich	*Apis* C 200
nicht heiße Schwellung; Kälte bessert	*Ledum* C 200
wenn die örtliche Reaktion sehr plötzlich und heftig ist und begleitend ein hohes Fieber entsteht, sollte die Behandlung mit *Aconitum* C 200 beginnen	

Machen Sie sich keine Sorgen, wenn Sie nicht alle fünf Mittel da haben sollten oder wenn Sie die Mittel nicht sicher auseinanderhalten können. Dann geben Sie einfach das Mittel, das Ihnen am best-passend vorkommt, oder das, was Sie direkt zur Verfügung haben. Immer wichtig und nie vergessen: Bevor Sie ein Mittel geben, sollten Sie in der „Liste der Mittel“ ab S. 80 überprüfen, ob es auch gut passt.

Im Übrigen haben wir homöopathisch gesehen Glück: Solange die Impfreaktion noch so frisch ist, wirkt jedes der fünf Mittel. Aber je genauer wir die Mittel unterscheiden können, desto sicherer und schneller wirken sie.
So hatte eine junge Frau nach der dritten Impfung eine erhebliche Schwellung und Rötung der Impfregion mit Schmerzen und eine Schwere des ganzen Armes. Und sie wollte am nächsten Tag heiraten! ***Belladonna*** hatte sie vor einigen Stunden genommen. Die Schmerzen waren daraufhin deutlich besser geworden, die auffallende gerötete Schwellung jedoch nicht. Ein Abwarten auf eine weitere Wirkung von ***Belladonna*** wäre jetzt durchaus möglich. Aber eine Hochzeit mit einem schmerzenden dicken Arm wollte die Patientin nicht riskieren. Da die Patientin bereits die lindernde Wirkung einer Kühlung der Impfstelle erfahren hatte, riet ich zur Einnahme von ***Apis*** C 200. Am gleichen Abend noch sei alles gut gewesen, wie ich später erfuhr.

Die Behandlung der allgemeinen Impfreaktion

Wenn jetzt aber die Impfreaktionen den gesamten Menschen stärker beieinträchtigen, es also nicht mehr vorwiegend örtliche Beschwerden sind, können wir unsere Behandlung noch präziser machen. Dies ist um so wichtiger, als jetzt ja der durch die Impfung hervorgerufene Entzündungszustand an anderen Organen und Organssystemen wirksam wird und nicht nur an der Einstichstelle.

Es ist jedoch weiterhin gut, nach obiger Anleitung mit dem Mittel für die örtliche Impfreaktion am Arm zu beginnen. Sollten aber einige Stunden danach immer noch weitere allgemeine Beschwerden bestehen oder zunehmen oder gar neu entstehen, müssen wir dringend das dafür geeignete Mittel geben.

Die im Vordergrund stehenden allgemeinen Nebenwirkungen weisen uns dabei auf das passende Mittel hin:

SCHMERZEN	
besonders im Kopf	*Nux vomica*
besonders im Kopf, mit „Benebeltsein" oder geistiger Schwäche	*Gelsemium*
besonders der Gelenke, auch mit Steifheit; Schmerzen Muskeln, wenn Wärme und „in Bewegung sein" bessern	*Rhus toxicodendron*

SCHMERZEN	
besonders der Gelenke, auch mit Steifheit; Schmerzen Muskeln, wenn Wärme nicht bessert, eher Kälte gut tut	***Ledum***
besonders der Gelenke, auch mit Steifheit; Schmerzen Muskeln, wenn ein Zerschlagenheitsgefühl besteht	***Arnica***
besonders der Knochen (wie „gebrochen“; auch Muskelschmerzen	***Eupatorim perfoliatum***

SCHWÄCHEZEICHEN	
Müdigkeit, Lustlosigkeit, Schwäche, wenn man fröstelig ist	***Silicea***
Müdigkeit, Lustlosigkeit, Schwäche, wenn man **nicht** fröstelig ist	***Sulphur***

„GRIPPESYMPTOME“ mit mehr oder weniger Fieber, auch Schüttelfrost, auch Gelenk- und Muskelschmerzen – also eine Mischung vieler Symptome, wie wir sie von einer normalen Erkältung kennen	
Schmerzen besonders der Knochen im Vordergrund	***Eupatorium perfoliatum***
„Benebeltsein“ im Vordergrund	***Gelsemium***
Fieber im Vordergrund	***Aconitum***

Wenn Sie gar nicht wissen, was Sie geben sollen, weil die Symptome nicht klar für ein Mittel zu sprechen scheinen, oder wenn Sie Symptome haben, die hier gar nicht erwähnt wurden, oder wenn sie keine Möglichkeit haben, sich genauer mit dem „Fall“ zu befassen, dann können Sie auf ein wunderbar bewährtes Mittel zurückgreifen, das bei allen akuten örtlichen und allgemeinen Impfreaktionen und sogar bei einigen Impfnebenwirkungen und Impfschäden viel Linderung bewirken kann:
Silicea C 200

Silicea (Kieselerde) hat viele Symptome, die Sie sich in der „Liste der Mittel" anschauen können. Dort werden Sie auch sehen, dass man *Silicea* einsetzen kann, wenn es im Rahmen der Corona-Impfung zum Ausbruch einer Gürtelrose kommt. Obwohl die homöopathische Behandlung der Gürtelrose (Herpes Zoster) in die Hände eines Profis gehört, können Sie, zumal wenn sie die Homöopathie begleitend zur konventionellen Behandlung einsetzen, einfach zusätzlich *Silicea* C 200 nehmen.

Wenn Sie nun das passendste Mittel gefunden haben, sollten Sie es auch nehmen, bzw. geben.

Alle genannten Mittel kann man als **Einmaldosis C 200** einnehmen. Dabei lässt man fünf Globuli auf der Zunge zergehen. Vorher und nachher 10 Minuten nichts essen oder trinken, auch nicht Zähne putzen.

Immer gilt, solange die Besserung anhält, nichts mehr einnehmen. Wenn die Besserung nachlässt, kann das Mittel wiederholt werden.

MITTELEINNAHME
einmalig 5 Kügelchen auf der Zunge zergehen lassen

Wenn wir die Impfreaktion gut überstanden haben, sei es ohne oder mit homöopathischer Hilfe, können wir erst einmal abwarten und auf einen guten Impfschutz hoffen. Für manche Menschen bleibt jedoch ein ungutes Gefühl der Unsicherheit, weil sie weitergehende Nebenwirkungen der Impfung, eben einen Impfschaden, fürchten.

Inwieweit diese Furcht realistisch ist, soll hier nicht näher beleuchtet werden. Interessierte können sich einen Überblick verschaffen, indem sie sich die Datenbanken zu Impfschäden und Todesfällen von Impfungen anschauen. Für Deutschland beim bereits erwähnten Paul-Ehrlich-Institut (PEI), für Europa bei der EMA und in den USA beim VAERS.

Als homöopathisch begleiteter Impfling kann man entspannt bleiben. Überschießende Reaktionen sind durch die homöopathische Begleitbehandlung weitgehend ausgeschlossen. Es bleiben jedoch **vier Risikogruppen**, für die ich eine weitere Vorbeugung empfehle.

1. Junge Männer zwischen 16 und 25 Jahren sind deutlich gefährdet, durch die Corona-Impfung an Myokarditis zu erkranken. Da diese Altersgruppe auch häufiger Sport betreibt, sind hier erhebliche Gesundheitsgefahren (auch durch Überlastung) nicht auszuschließen.

2. Menschen aller Altersgruppen, die zu überschießender Blutgerinnung oder zu verminderter Blutgerinnung neigen.

3. Menschen mit Vorerkrankungen, die auch als mögliche Impfschäden beschrieben worden sind. Also z. B. Schlaganfälle, Herzkrankheiten, Nervenkrankheiten, Augenkrankheiten, Lungenerkrankungen.

4. Menschen ab etwa 60 Jahren. Hier besteht grundsätzlich eine erhöhte Gefahr für Impfschäden, weswegen eine pauschale Vorbeugung sinnvoll erscheint. Besonders Schädigungen der Augen wurden bei unserer Umfrage gehäuft beschrieben.

Impfschäden vorbeugen

Im Prinzip geht es bei den meisten der Impfschäden, soweit man heute weiß, um überschießende Immunreaktionen. Diese können zu vielen Krankheitsbildern führen. Thrombosen oder Blutungen, also Gerinnungsstörungen, liegen bei genauer Untersuchung der befallenen Organe am häufigsten vor.

Zum weiteren Verständnis des homöopathischen Vorgehens muss ich nun noch ein wenig homöopathische Theorie erläutern.

Wenn wir Impfschäden vorbeugen wollen, brauchen wir ein homöopathisches Mittel, das Gerinnungsstörungen, wie sie nach Impfungen vorkommen können, heilen kann. Das funktioniert nur, wenn das Mittel in der Lage ist, beim Gesunden in der Arzneimittelprüfung (s. „Das Grundprinzip" ab S. 11) Symptome, wie z. B. bei Entzündungen, Thrombosen oder Blutungen, hervorzurufen. Oder das Mittel in seiner unveränderten Ausgangsform (also weder verdünnt noch potenziert) kann Entzündungen, Thrombosen oder Blutungen direkt erzeugen.

Da wir davon ausgehen müssen, dass sich die Impfschäden als Folge der Impfung mehr oder weniger langsam entwickeln und zunächst äußerlich nicht merkbar sein müssen, können wir auch davon ausgehen, dass die passenden homöopathischen Mittel hier bereits in dieser Phase wirken können. Wir müssen also nicht warten, bis der Schlaganfall, die Sehstörung oder der Herzinfarkt auftreten, sondern heilen bereits die Vorläufer davon, nämlich Entzündung oder Gerinnungsstörung.

Das zu wissen ist großartig. Denn jetzt können wir vorbeugend ein Mittel geben, das zum sich ausbildenden Impfschaden passt, ihn also heilen bzw. verhindern kann.

Wir geben es **einmalig** in der C 200.

Oder das Mittel passt nicht, weil sich z. B. gar kein Impfschaden anbahnte, was wir aber nicht wissen können. Dann haben wir das Mittel umsonst gegeben. Da es bei einmaliger Gabe keinerlei Nebenwirkungen haben kann, macht das nichts.

Die Mittel, die homöopathisch sehr gut zu den Symptomen der meisten Impfschäden passen (diese also auch heilen können), sind die potenzierten Schlangengifte von ***Bothrops lanceolatus*** (gelbe Buschmeisterschlange), ***Crotalus horridus*** (Klapperschlange) und ***Lachesis muta*** (Buschmeisterschlange).

Für welches dieser Mittel wir uns als Vorbeugemittel entscheiden, ist nicht von großer Bedeutung. Alle drei Mittel können in der C 200 Entzündungen, Mikroblutungen und/oder Mikrothrombosen heilen, noch bevor es zu heftigeren Blutungen oder Thrombosen kommt.

Beim vorbeugenden Einsatz dieser Mittel differenziere ich so, dass ich ***Bothrops lanceolatus*** gebe, wenn ich eher Thrombosen erwarte, ***Crotalus horridus***, wenn ich eher Blutungen erwarte und ***Lachesis muta***, wenn ich den Eindruck habe, das Mittel passt auch insgesamt gut zum Patienten.

Nach meinem heutigen Erfahrungsstand (Januar 2022) rate ich pauschal zur **einmaligen** Gabe von fünf Globuli ***Crotalus horridus*** in der C 200.

Die Einnahme sollte wenige Stunden nach der Impfung erfolgen, da schwere Impffolgen wie z. B. Schlaganfälle, Blutungen oder Erblindungen in seltenen Fällen schon am Tag der Impfung auftreten können. Meist allerdings deutlich später. Aber auch da ist schon eine frühzeitige, klinisch noch unsichtbare, Impfreaktion zu vermuten.

Manche Patienten fragen mich, ob sie denn nicht „zur Sicherheit“ ein potenziertes Schlangengift nehmen können, auch wenn sie zu keiner der oben genannten Risikogruppen gehören.

Natürlich können sie das. Aber wirklich nur **einmalig**!

Die Vorbeugung durch die Gabe eines homöopathisch zubereiteten Schlangengiftes ist unspezifisch und deswegen sehr breit, sozusagen pauschal, wirksam.

Für die Risikogruppe der jungen Männer empfehle ich ein spezifischeres Vorbeugemittel für die Impffolge einer Peri-, Myo- oder Endokarditis. Es ist das Mittel *Spigelia anthelmia* (Wurmkraut). Ich hatte es bereits als helfendes Mittel erwähnt, wenn eine Angst vor Nadeln beim Patienten vorhanden ist (das andere Mittel mit Angst vor Nadeln ist *Silicea*). Nach meinen derzeitigen Erfahrungen (Januar 2022) empfehle ich bei jungen Männern oder bei Menschen mit einer Herzvorerkrankung einen Tag nach der Einnahme von z. B. *Crotalus horridus* noch eine Einmalgabe von *Spigelia* C 200. Auch das geschieht vorbeugend (und seine Wirksamkeit ist etwas spekulativ), aber es hat eben auch keine Nebenwirkung, wenn *Spigelia* gar nicht nötig gewesen wäre.

Während die vorbeugende Gabe von *Spigelia* also etwas spekulativ ist, sollte *Spigelia* C 200 spätestens zum Einsatz kommen, wenn im Zusammenhang mit einer Impfung Herzbeschwerden (gleich welcher Art) auftreten. Auch wenn *Spigelia* bereits vorbeugend gegeben wurde. Jetzt passen nämlich fast alle Symptome der meisten Herzfolgekrankheiten nach Corona-Impfung sehr gut zu *Spigelia*. *Spigelia* sollte also helfen.

Behandlung von Impfschäden

Wer bis hierher gelesen hat, konnte erkennen, dass die frühzeitige heilsame Begleitbehandlung der Impfung das Beste ist, was wir tun können. Schwere Nebenwirkungen oder Impfschäden sind nun aus homöopathischer Sicht nicht mehr zu befürchten.

Also brauchen wir gar nicht mehr über Impfschäden zu sprechen?

Doch, leider können wir das Thema nicht ganz weglassen.

Zum einen gibt es unvollständige oder unpassende Begleitbehandlungen bei Impfungen. Dann kann es natürlich auch zu (hoffentlich schwächeren) Impfschäden kommen.

Zum anderen kommt der Impfschaden überraschend. Man dachte, man hätte die Impfung gut überstanden, und plötzlich tritt der Herzinfarkt oder der Schlaganfall oder die Erblindung auf, um nur einige der schweren Impfschäden zu nennen.

Aber selbst in diesen tragischen Fällen gibt uns die begleitende homöopathische Behandlung Hoffnung auf ein gutes und schnelles Überstehen des Impfschadens.

WICHTIG
Bitte denken Sie bei Ihrer Selbstbehandlung von Beschwerden, seien sie leichter oder schwererer Art, immer daran, rechtzeitig einen Arzt zu konsultieren!

Während die Hinzuziehung eines Arztes bei Impfschäden sowieso automatisch die erste Handlung ist, sollten Sie auch bei leichteren Beschwerden im Zusammenhang mit der Impfung immer überlegen, ob Sie nicht den Rat eines Arztes brauchen. Ihre Selbstbehandlung geschieht dadurch auf sicherem Fundament. Spätestens jedoch, wenn sich ihre leichten Beschwerden trotz heilsamer Selbstbehandlung verschlechtern, ist es Zeit für den Arztbesuch.

Unabhängig von allen sonstigen ärztlichen Maßnahmen, sollten Sie bei Verdacht auf einen beginnenden Impfschaden so schnell wie möglich die passende Impfnosode **einmalig** in der C 200 nehmen. Auch wenn Sie sie bereits nach der Impfung genommen haben und auch wenn Sie nicht sicher sind, ob es sich überhaupt um einen Impfschaden handelt.Wenn Sie diese endgültige Klärung erst abwarten wollten, wäre es möglicherweise zu spät für die Einnahme. Auch wenn die Impfung nicht die Ursache war, macht das nichts. Die Nosode wird dann zwar nicht helfen, schaden aber auch nicht. Also sollten wir es einfach versuchen. Da wir ja gleichzeitig in ärztlicher Behandlung sind, wird auch keine andere sinnvolle Behandlung verzögert.

Für die weitere spezielle homöopathische Begleitung von Impfschäden braucht es dann allerdings einen homöopathischen Profi. Gut, wer zu diesem Zeitpunkt schon in homöopathischer Betreuung ist und nicht lange nach einem Behandler suchen muss.

Im folgenden Schema finden Sie eine Zusammenfassung der heilsamen Begleitung der Corona-Impfung.

ZUSTAND	MASSNAHME	für RISIKOGRUPPE
Ungleichgewicht	Vorbeuge-Mittel	Vorbeuge-Mittel
	IMPFUNG	
	Nosode	Nosode, zusätzlich Vorbeuge-Schlangenmittel junge Männer zusätzlich: *Spigelia*
Nebenwirkung	Nosode - wenn noch nicht gegeben oder ggfs. wiederholen	
- örtlich	Impfarm-Mittel	Impfarm-Mittel
- örtlich und/oder allgemein	dafür passendes Mittel	dafür passendes Mittel
- anhaltend/wiederkehrend	Nosode	Nosode, zusätzlich Vorbeuge-Schlangenmittel
Impfschaden	Nosode und ARZT!	Nosode und ARZT!

3. Teil

Die homöopathischen Mittel

Liste der Mittel

Immer wenn wir ein Mittel (oder mehrere) zur Vorbeugung oder Behandlung einsetzen wollen, sollten wir vorher diese Mittel in der „Liste der Mittel“ nachschauen.

Ganz wichtig: Dasjenige Mittel passt am besten, welches die **meisten** der Symptome des Patienten am besten abbildet. Also ist es nicht wichtig oder notwendig, dass **alle** Symptome des Mittels beim Patienten vorhanden sind, aber es sollten möglichst alle Symptome des Patienten (oder möglichst viele) beim Mittel vorhanden sein. Es gelten immer nur die Beschwerden oder Symptome, die der Patient jetzt hat. Also im Rahmen der Vorbereitung auf die Impfung oder in Folge der Impfung. Wenn wir Mittel geben, um einem Impfschaden vorzubeugen, dann zählen die Symptome, die als Folge der Impfung befürchtet werden.

Aconitum napellus (ECHTER STURMHUT)

- eines der fünf Akutmittel für die örtliche Impfreaktion mit Schmerzen, Rötung und Schwellung (***Aconitum, Apis, Arnica, Belladonna, Ledum***)
- bestes Mittel für den Beginn einer heftigen Impfreaktion mit plötzlich hohem Fieber; Schüttelfrost; während des Fiebers kann das Gesicht dunkelrot, heiß und trocken sein; beim Aufsetzen wird das Gesicht blass; ängstlich, ruhelos, durstig
- Impfstelle rot, geschwollen
- Kribbeln und Taubheitsgefühle

- Wenn das Fieber nicht schnell besser wird, folgt als nächstes Mittel ***Belladonna***

Apis mellifica (HONIGBIENE)

- eines der fünf Akutmittel für die örtliche Impfreaktion mit Schmerzen, Rötung und Schwellung (***Aconitum***, ***Apis***, ***Arnica***, ***Belladonna***, ***Ledum***)
- Erstmittel bei mäßiger örtlicher Impfreaktion ohne auffallende Symptome
- auch bei akuter, deutlicher örtlicher Impfreaktion mit mäßiger Rötung und deutlicher Schwellung. Starke Berührungsempfindlichkeit; Wärme verschlechtert, Kälte bessert Beschwerden und Schwellung (wenn Wärme bessert, z. B. an ***Arsenicum album*** denken)
- Fieber nicht so heftig

Arnica montana (ARNIKA, BERGWOHLVERLEIH)

- eines der fünf Akutmittel für die örtliche Impfreaktion mit Schmerzen, Rötung und Schwellung (***Aconitum***, ***Apis***, ***Arnica***, ***Belladonna***, ***Ledum***)
- mäßige örtliche Impfreaktion; weniger entzündlich (rot, heiß), als vielmehr Empfindung wie geprellt oder gequetscht; auch bei sichtbarem Bluterguss; kein Fieber

Arsenicum album (ARSENIGE SÄURE)

- bei örtlicher Impfreaktion brennende Beschwerden
- Wärmeanwendungen bessern
- im Vorfeld der Auseinandersetzung mit der Impfung Schwäche und Erschöpfung

- ängstlich, deswegen bei den Ersten, die zur Impfung gingen (Furcht vor dem Tod, vor Infektion, vor Krankheit) oder bei den Letzten (hält Impfung für zwecklos)
- Angst durch ständige Unsicherheit
- Reizbarkeit
- weiß alles besser

Belladonna (TOLLKIRSCHE)

- eines der fünf Akutmittel für die örtliche Impfreaktion mit Schmerzen, Rötung und Schwellung (***Aconitum***, ***Apis***, ***Arnica***, ***Belladonna***, ***Ledum***)
- akute Impfreaktion mit starker Rötung, Schwellung, Schmerz, Fieber
- der Patient ist beim Fieber hochrot und glühend heiß; am Kopf und wo er bedeckt ist, schwitzt er stark; auffallend sind dabei die oftmals kalten Hände und Füße; obwohl Hals und Mund trocken sind, besteht während des hohen Fiebers wenig Durst
- Folgemittel von ***Aconitum***, wenn dieses nicht oder nicht mehr wirkt

Bothrops lanceolatus (GELBE BUSCHMEISTERSCHLANGE)

- eines der drei empfohlenen Schlangenmittel (***Bothrops lanceolatus***, ***Crotalus horridus***, ***Lachesis muta***)
- Schwerpunkt von ***Bothrops lanceolatus*** ist die Verhinderung von Thrombosen
- auch vorbeugend für Blutungen

Causticum (ÄTZSTOFF)

- eines der drei empfohlenen Wutmittel (***Causticum*, *Nux vomica*, *Staphisagria***)
- Wut wegen empfundener Ungerechtigkeit
- setzt sich auffallend für Andere ein
- Ärger
- mitfühlend

Crotalus horridus (KLAPPERSCHLANGE)

- eines der drei empfohlenen Schlangenmittel (***Bothrops lanceolatus*, *Crotalus horridus*, *Lachesis muta***)
- Schwerpunkt von ***Crotalus*** ist die Verhinderung von Blutungen
- auch vorbeugend für Thrombosen
- bei Unsicherheit, welches Schlangengift vorbeugend gegeben werden sollte, ist ***Crotalus*** eine gute Wahl

Eupatorium perfoliatum (WASSERHANF)

- wenn die Impfreaktion zu Knochen und Muskelschmerzen führt; Zerschlagenheitsgefühl
- Gefühl, als seien die Knochen gebrochen, während in den Weichteilen eher ein Wundheitsgefühl vorherrscht
- Neigung zum Erbrechen

Gelsemium (GELBER JASMIN)

- bestes Mittel für zittrige Schwäche als Impfreaktion
- Mutlosigkeit

- geistige Schwäche
- nicht krank; aber auch nicht gesund; fröstelig
- Schwere in Gliedern und Augenlidern

Ignatia amara (ST. IGNATIUS BOHNE)

- bestes Mittel, wenn Kränkungen im Vorfeld der Impfungen eine Rolle spielen
- Beschwerden nach Kränkung, Enttäuschung, Ärger, und/oder durch Kummer
- sehr wechselhafte Stimmungslage
- Unentschiedenheit
- mag keinen Trost

Lachesis muta (BUSCHMEISTERSCHLANGE)

- eines der drei empfohlenen Schlangenmittel (***Bothrops lanceolatus***, ***Crotalus horridus***, ***Lachesis muta***)
- ***Lachesis*** kann Blutungen und/oder Thrombosen verhindern
- besonders bei jungen Männern mit erhöhtem Risiko für Myokarditis nach Impfung
- häufig weisen einige der allgemeinen Symptome auf den Einsatz von ***Lachesis*** hin; z.B. Redelust, Eifersucht, Verschlimmerungen von Beschwerden im Schlaf, besonders gleich nach dem Einschlafen und beim Aufwachen, Nachtmensch, warmblütig

Ledum palustre (SUMPFPORST)

- eines der fünf Akutmittel für die örtliche Impfreaktion mit Schmerzen, Rötung und Schwellung (***Aconitum***, ***Apis***, ***Arnica***, ***Belladonna***, ***Ledum***)
- ahnlich wie ***Apis*** ein Erstmittel bei mäßiger örtlicher Impfreaktion ohne auffallende Symptome; keine Überwärmung der Impfstelle; Kühlung bessert

Natrium muriaticum (KOCHSALZ)

- bestes Mittel (neben ***Ignatia***), wenn Situationen und Gespräche im Vorfeld der Impfungen zu Kränkungen geführt haben
- grundsätzliche Tendenz, Dinge schwer zu nehmen und nachzutragen
- Enttäuschung, Trauer
- mitfühlend
- warmer Mensch (***Ignatia*** - frostiger Mensch)

Nux vomica (BRECHNUSS)

- aufbrausende Wut und Reizbarkeit, Ärger
- Folgen von Medikamenten, von Stress und Überarbeitung, von Alkoholmissbrauch
- Schlaflosigkeit durch Gedankenzudrang
- mitfühlend
- sehr verfroren; schlechter durch alles Kalte

Phosphorus (PHOSPHOR)

- bestes Mittel bei starken Ängsten, die übertrieben erscheinen und den Patienten zu beherrschen scheinen
- Panik beim Gedanken an Impfung oder Impffolgen
- Trost hilft gut, aber nur kurzfristig
- frostig
- Erschöpfung
- Gerinnungsstörungen mit Blutungen und Thrombosen

Pulsatilla pratensis (KÜCHENSCHELLE)

- ängstlich, weinerlich, verdrießlich
- wechselhaft
- durstlos

Rhus toxicodendron (GIFTSUMACH)

- Impfreaktion mit Muskel- und/oder Gelenk-, Knochenschmerzen
- besser durch Wärme und „in Bewegung sein“

Silicea (KIESELERDE)

- bestes Mittel bei akuten Impffolgen am Impfarm und/oder beim Impfling allgemein, wenn kein deutlicher passendes Mittel zu finden ist
- Rötung und Schwellung an Impfstelle; Armschwere
- Lymphknotenschwellung; Fieber
- Kopfschmerzen; Hitzegefühl Kopf
- Angst

- Gelenkbeschwerden
- Magen-Darm-Beschwerden
- Erschöpfung, Benommenheit, Schwäche
- Reaktivierung bereits verheilter Entzündungen, Hautausschlägen, Lippenherpes oder Gürtelrosen (Zoster)
- auch gutes Vorbereitungsmittel für Menschen mit schlechtem Selbstvertrauen, Angst vor Nadeln, übermäßig genau, frostig

Spigelia antihelmia (WURMKRAUT)

- Heilmittel bei Herzentzündungen mit den entsprechenden Beschwerden
- sehr gut zusätzlich zu konventioneller Herzbehandlung
- als Vorbeugungsmittel bei Risikogruppen für Herzentzündungen nach Corona-Impfung

Staphisagria (STEPHANSKÖRNER)

- bestes Mittel für Folgen nach Enttäuschung, Demütigung, unterdrückter Wut
- Ärger oder Wut werden „geschluckt“
- löst die geistig-seelische Verkrampfung, die durch die empfundene oder erfolgte Demütigung entstanden ist

Sulphur (SCHWEFEL)

- Schwäche, Erschöpfung; stockender Heilverlauf (wenn Nosode schon gegeben wurde)
- gutes Vorbeuge- und Heilmittel für Impffolgen

Die homöopathische Apotheke

Homöopathische Mittel kann man sich in jeder Apotheke besorgen. Die in diesem Buch von mir empfohlene Potenz C 200 ist jedoch nicht immer vorrätig. Deswegen kann es sinnvoll sein, die wichtigsten Mittel schon in einer kleinen Hausapotheke selber zu Hause zu haben, also rechtzeitig zu bestellen. Diese einmal angeschafften Mittel sind praktisch unbegrenzt haltbar, wenn sie trocken, nicht zu heiß und nicht in der Nähe von strahlenden Geräten, z. B. handy, aufbewahrt werden. Und man kann sie für viele Krankheiten anwenden, nicht nur für die heilsame Begleitung der Corona-Impfung.

Wenn Sie das empfohlene Mittel nur in einer z. B. C 30, D 30 oder D 200 zu Hause haben oder bekommen können, so können Sie diese Potenzen natürlich auch einsetzen. Sie wirken auch, müssen jedoch evtl. wiederholt werden.

Am schwierigsten kann sich die Beschaffung der Nosoden erweisen. Längst nicht mehr alle Apotheken wissen, wo sie etwas ausgefallenere Nosoden, wie z. B. die Impfnosoden, bestellen können. Zwar lässt sich grundsätzlich im Internet unter dem entsprechenden Stichwort auch ein Hersteller finden, wenn dies aber einmal nicht der Fall sein sollte, können Homöopathen weiterhelfen, die die Nosode entweder selber haben oder wissen, wo sie z. B. international zu bekommen ist.

Die alten Ärzte haben noch ihre homöopathischen Arzneimittel selber hergestellt. Da wussten sie genau, was sie dem Patienten gaben und welche Wirkung ihre Mittel haben. Das geht heutzutage aus vielen Gründen nicht mehr und ist ja auch nicht mehr nötig. Was aber tun, wenn man für den Eigengebrauch dringend ein homöopathisches Mittel braucht und es nicht in angemessener Zeit bekommen kann?

So ist es nämlich einem Freund von mir gegangen, der in den Zentralalpen mit drei Kameraden eine Mehrtagestour machte. Gegen Abend des dritten Tages kamen sie in einen Steinschlag, der alle Bergsteiger erwischte. Einen so schwer, dass er mit vielen Prellungen und Wunden und einer schweren Gehirnerschütterung in dem unwegsamen Gelände nicht mehr weiter konnte. Es gab damals in dieser Gegend keinen Handyempfang, sodass der am wenigsten Verletzte sich auf den Abstieg machte, um Hilfe zu holen. Im besten Fall würde diese am nächsten Morgen eintreffen.

Der Rucksack mit den Medikamenten war neben anderen Ausrüstungsgegenständen mit der Steinlawine verschwunden. Was tun? Keine Schmerzmittel, kein Verbandsmaterial. Nichts. Während ein Bergsteiger beim wimmernden Verletzten blieb und half, so gut er konnte, ging mein Freund Arnika suchen! Glücklicherweise kannte er sich aus und fand eine Pflanze. Er stellte schnell einen Pflanzenbrei her, den er in den Rest des „Gipfelschnapses" tat und kräftig verschüttelte. Er hätte durchaus auch Wasser nehmen können und ein beliebiges anderes, nicht zu großes Gefäß zum Verschütteln. Nach einiger Zeit goss er die Verschüttelung durch einen Hemdfetzen in einen Thermosbecher und von diesem dann die jetzt einigermaßen klare Flüssigkeit wieder in die Schnapsflasche zurück. Er verschüttelte diese zehnmal und goss alles aus. Dann füllte er Wasser auf etwa ein Drittel der Flasche auf, verschüttelte wieder zehnmal und goss wieder alles aus. Und so weiter, dreißigmal. Nach dem dreißigsten Mal hatte er so etwas Ähnliches wie eine C 30 von Arnika hergestellt. Diese Art (natürlich viel präziser) wird als „Herstellung nach Korsakoff" bezeichnet. Mein Freund gab dem Verletzten zunächst alle zehn Minuten einen kleinen Schluck der Medizin. Der Patient hörte auf zu wimmern und nach der dritten Gabe schlief er ein. Als er wegen erneuter Schmerzen in der Nacht erwachte, bekam er wieder eine Dosis Arnika, und schlief bald weiter. Am Morgen kam der Hubschrauber und nach wenigen Tagen im Krankenhaus konnte auch der Verletzte nach Hause fahren.

Seit ich von dieser Geschichte erfahren habe, trage ich ***Arnica*** bei Wanderungen und Reisen immer in einem kleinen Fläschchen in der Jackentasche bei mir. Es kam schon einige Male zum Einsatz.

Wenn wir uns unsere Mittel in der Apotheke besorgt haben, haben wir eigentlich viel zu viel davon. Wie gesagt können natürlich einige der Mittel auch für andere Krankheiten hilfreich sei, wir können sie aber auch ausleihen und weitergeben. Solange so viel geimpft und geboostert werden muss, braucht es auch genügend Mittel für die heilsame Begleitung.

Im Folgenden jetzt mein Vorschlag für Corona-Impfung-Hausapotheken verschiedener Größen. In Anlehnung an eine Bäckerei in Ostfriesland, bei der man Kaffee zum Mitnehmen in den Größen lütt, wat mer und groot bekommen kann, hier die entsprechenden Apothekenvorschläge, alle Mittel in C 200.

LÜTT
Impfnosode Apis mellifica, Belladonna, Crotalus horridus, Gelsemium, Silicea, Sulphur

WAT MER
Impfnosode Aconitum napellus, Apis mellifica, Arnica montana, Belladonna, Crotalus horridus, Eupatorium perfoliatum, Gelsemium, Ledum palustre, Nux vomica, Rhus toxicodendron, Silicea, Sulphur

GROOT
Impfnosode Aconitum napellus, Apis mellifica, Arnica montana, Arsenicum album, Belladonna, Causticum, Crotalus horridus, Eupatorium perfoliatum, Gelsemium, Ignatia amara, Lachesis muta, Ledum palustre, Natrium muriaticum, Nux vomica, Phosphorus, Pulsatilla pratensis, Rhus toxicodendron, Silicea, Spigelia antihelmia, Staphisagria, Sulphur

Nachwort

Wir hoffen alle, dass bald wieder Zeiten anbrechen, in denen nicht ein großer Teil unserer Aufmerksamkeit der Infektion mit Viren gilt. Wir hoffen auf Zeiten, in denen Gesundheit wieder verstanden wird als ein freies Leben, in dem Hindernisse und auch Krankheiten nicht über die Maßen ängstigen, sondern von uns durchlebt und überwunden werden können. In denen uns nicht Infektionszahlen Angst machen, sondern unsere Missachtung des Lebens.

Dabei hätten wir es doch in der Hand, friedvoller zu leben, wenn wir die Homöopathie mehr in unsere Behandlung von Krankheiten integrieren würden! Täglich sehe ich, wie die akute Covid-19-Erkrankung homöopathisch geheilt wird, und ich sehe, wie lange, leidvolle Long-Covid-Verläufe mit den passenden homöopathischen Mitteln ausklingen. Wir könnten Corona mit weniger Angst begegnen und die Auseinandersetzung mit der Impfung bräuchte nicht die Schärfe, die so viele Menschen verunsichert.

Aber wie die Lage nun einmal ist, bleibt uns nur, die Corona-Impfungen heilsam zu begleiten. Auf diese Weise werden sie besser verträglich und - hoffentlich - auch besser wirksam. Und wir können gesünder auf bessere Zeiten hoffen.

Danke

Ich danke meinen Kolleginnen und Kollegen, die ihre Erfahrungen bei der Corona-Impfung und bei der homöopathischen Begleitung der Impfung mit mir geteilt haben.

Ich danke meinen Patientinnen und Patienten für ihr Vertrauen, sie im Zusammenhang mit den Impfungen begleiten zu dürfen.

Ich danke meinen Freunden und meiner Familie für ihre Hilfe.

Vor allem danke ich meiner Frau für das Lektorat, die Verlagsarbeit und für ihre liebevolle, kundige und geduldige Unterstützung.

Index

Der Autor

Dr. Uwe Friedrich
Facharzt für Chirurgie / Unfallchirurgie, Allgemeinmediziner, Homöopath und leitender Arzt an der Hahnemann Praxisklinik Baltrum

Weitere Bücher des Autors im Klar Verlag

Angst vor Corona?
was man bei Covid-19 selber tun kann
ISBN 978-3-938461-08-2

Long Covid - und jetzt?
Folgen von Viruserkrankungen erfolgreich begegnen
ISBN 978-3-938461-10-5

Die homöopathische Krebsbehandlung -
Grundlagen
ISBN 978-3-938461-07-5